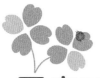

医療スタッフのための

動機づけ面接2

糖尿病などの
生活習慣病における**MI実践**

北田雅子　村田千里　著

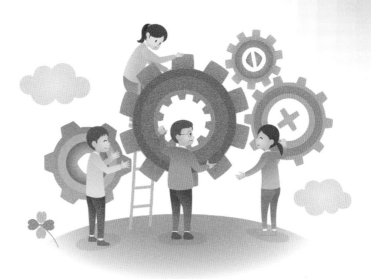

JN003026

医歯薬出版株式会社

2020 年．想像もできなかった困難な時代が到来しています．人とつながり続けるために，わたしたちは「ことば」により注力するようになるでしょう．物理的な距離を縮めることができなくても，心の距離はあなたの発する言葉で縮めることができます！

皆さんが MI を学び習得することは，きっと，人が人と社会につながり続けることに役立つと思います．

＜北田・村田＞

This book is originally published in Japanese
under the title of :

IRYŌSUTAFFU NOTAMENO DŌKIZUKEMENSETSU2
TOUNYŌBYOU NADONO SEIKATSUSHŪKANBYO-NIOKERU MI JISSEEN
(Motivational Interviewing for Medical Staff 2
MI in Clinical Practice : Paitent with Diabetes and Other Lifestyle-related diseases)

Author :
KITADA, Masako Ph. D.
 Professor, Faculty of Humanities, Department of Child Development, Sapporo Gakuin University
MURATA, Chisato M.D., Ph. D.
 Occupational Health Physician, Nomura Research Institute

© 2020 1 st ed.
ISHIYAKU PUBLISHERS, INC.
 7-10, Honkomagome 1 chome, Bunkyo-ku,
 Tokyo 113-8612, Japan

MI に関心を寄せてくださった皆さんへ

皆さんはこれまで，対応が難しく，何ひとつ行動が変わらない人を目の前に，困ったなぁ，どうしようとかと思ったことはありませんか？　多くの方は，専門家として患者さんの健康と幸せを願いかかわっています．もし，皆さんが患者さんに寄り添おうとしているのにうまくいかない，指導や助言が相手に届かないなど，これまでのアプローチに少し限界を感じ，歯がゆい思いをしているのであれば，この本が役立つはずです．

さらに，患者さんに主体的に治療に加わってもらいたい，患者さんと協働的に治療を進めたいと模索している臨床家の皆さんにとっても，本書を読み進める中で，その手掛かりをみつけることができると思います．

ここでは，動機づけ面接（Motivational interviewing：MI）という会話のスタイルを皆さんに紹介しています．MI は面接技術であり，APA（American Psychological Association：米国心理学会）の第12 部会（Society of Clinical Psychology）においてアルコール依存症や薬物乱用に対する有効な手法として認められています．さらに，米国糖尿病学会（American Diabetes Association：ADA）と欧州糖尿病学会（the European Association for the Study of Diabetes：EASD）によるコンセンサスステートメントにおいて，2 型糖尿病における患者中心の血糖管理と意思決定サークルに組み込まれています．

本書では，臨床家である皆さんが，どのような心構えで，どのようにかかわると，患者さんの行動変容を促し，実践につなげ，継続を支援できるのかを紹介しています．以下は，これまで寄せられた数多くの MI 実践者の声の一部です．MI を臨床で活用するようになると，具体的にこれらの変化を体験することができると思います．

＊患者さんからの質問や発話が増える
＊患者さんが自分から進んで計画するようになる
＊患者さんの治療からのドロップアウトが減る
＊面談が脱線しなくなり，堂々巡りがなくなる
＊面談時間が短くなる
＊面談者自身，面談が楽しくなり，充実感がもてる
＊患者さんから声をかけられる頻度が増える
＊面談者自身の面談ストレスが減る

本書の事例は，糖尿病を中心とした生活習慣病の事例が大半ですが，第一部の各章には，日常会話を例に MI を解説している部分もあります．コラムや臨床家の声を読むと，職場の人間関係や親子関係，教育現場における生徒や児童との会話のヒントになりそうなことがあると思います．糖尿病などの慢性疾患の治療を専門とする臨床家のみならず，対人援助を専門としている方やコミュニケーションに関心がある方にも読んでいただければと思います．

この本を手に取ってくださった皆さんに，是非，MI を臨床や日常の生活の中で少しでもよいので活

用していただきたいと願っています．臨床家の皆さんが患者さんの笑顔とともに，充実感を，そして MI を活用した成果を実感していただけたら，著者である私たちにとってこのうえもない喜びです．

2020 年 5 月　吉日

北田　雅子

この本ができるまで

　この本の企画は 2017 年の 3 月，東京でスタートしました．北田先生・磯村先生の「黄色の本」（『医療スタッフための動機づけ面接法　逆引き MI 学習帳』）の第 2 弾として，糖尿病の患者さんを題材にした本にしようと，まずは「よくある事例」の執筆から始めました．

　完成してみると，黄色の本を読まれた方だけでなく，動機づけ面接の本をはじめて手に取る方や，すでに動機づけ面接を勉強し始めていて「もう少し臨床に活かしたい」と考えている方にとっても役に立つ本に仕上がったと思います．

　北田先生は健診機関で約 10 年間働かれていただけあって，保健指導や栄養指導など実践的なことについての知識と経験が大変豊富です．今回この本を書くにあたり，医療者向けの論文や教科書を集めるだけでなく，患者さん向けの資料にも片っ端から目を通され，さらに糖尿病の関連学会にも足を運び，現場の専門家の声をひとりひとり聞いてまわって，と，根気強く頑張られていました．糖尿病医療と動機づけ面接という材料を，こんなふうに俯瞰的に一冊の本にまとめられる人はなかなかいないと思います．

　第一部は，北田先生が動機づけ面接のトレーナーとして国内外で開催されているワークショップで収集した情報やそこから得られた知見，そして海外で活躍しているトレーナーの本を参考に，自分が日本国内で実施してきた研修会やワークショップの情報を整理しています．

　第二部では事例集として，実際の患者さんをもとに作成したシナリオを収録しています．北田先生と私が患者役・医療者役を交代で読み合い，夜な夜な楽しく作成し，修正を重ねてできた 9 例です．3 例は私の患者さんとのやりとりをもとに書き進めたものです．

　動機づけ面接そのものに興味のある方は第一部から，実際に糖尿病患者さんとのやり取りに悩んでいる方は第二部の事例集から読んでみてください．目次を見て興味のあるページから，コラムだけ，あるいは事例の一部だけ拾い読みするのもいいと思います．どの箇所にも動機づけ面接のエッセンスが散りばめられています．私たち 2 人の楽しいやりとりを想像しながら読んでいただけると嬉しいです．

2020 年 5 月　吉日

村田　千里

本文イラスト：明烏
表紙イラスト：CONOCONY

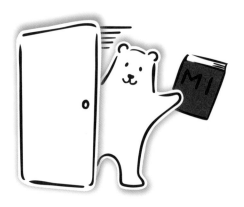

序章

さぁ，動機づけ面接の世界へ

　私は，動機づけ面接（motivational interviewing，以下 MI）を学び始めてから「動機のない人」はいないかもしれないと思うようになりました．それまでは，「どうしてこの人は変わらないのだろう．きっと変わらないのは知識がなくて，やる気がなくて，現状認識が甘くて，先延ばしする人なんだろう」などと考え，かかわった自分の責任ではなく，変わらないのは全て相手の責任にしていました．ヘルスケアの現場でも，服薬しない，運動をしない，食事制限を守らない，間食をやめない，など，今の行動を少し変えるだけで病気が良くなるのに変わろうとしない患者さんを見ると，「動機がない患者さん」と思うことも多いでしょう．

　しかし，このような患者さんは本当に動機がないのでしょうか？　まったく変わる気持ちがない人が，自分の時間を割いてまで病院を受診するでしょうか？　臨床家である皆さんに何を言われても受診し続ける患者さんがいるのであれば，患者さんが皆さんの前に現れているのであれば，それは貴重なチャンスだと思います．なぜなら，患者さんに働きかける機会があるからです．私のような大学の教員は，修学指導や就職支援をしたくても，メールや電話を通していくら連絡をしても学生からの反応が来なくなると，その時点でかかわりは途切れます．かかわり続けることさえできれば，私たちが支援できる機会が残ります．

　臨床家は MI の学習を通して，対人援助の専門家としての「心構え」のようなものに気づきます．私もそうでした．そして，過去の自分の面談を思い出し，患者さん，利用者さん，学生などの顔が浮かび，記憶が蘇り「だからこの患者さんとうまくいかなかったんだ」などと後悔することもあります．しかし，この苦い経験や後悔を学習の意欲やエネルギーに転換していけば私たちが変わることができます．

　このような MI の学習を通して気づいたことに加え，私が MI に魅了されたのは，MI の創始者であるMiller（以下 ミラー）の来日講演とワークショップにおけるミラーとの出会いでした．MI の誕生から今日に至るまでの発展のプロセスを聞きながら，この面談は，ミラーの経験や内省から引き出された後，多くの地道な研究の積み重ねの上に構築されたスタイルであることがわかりました．その中でも特に，行動変容に至らないのは患者さんのせいではなく，臨床家のかかわり方が要因のひとつである，というのはとても衝撃的でした．

　この章では MI の誕生と発展について，歴史を簡単に紹介しています．そして，臨床家である皆さんが，MI を学ぶメリットについて MI が持つ特徴から，私見も交えて書かせていただきました．これからMI を学んでみよう，または誰かに MI を伝えてみたいと思っている方々にとって参考になればと思います．

第1節　動機づけ面接の誕生

■ カール・ロジャーズからの影響

　ミラーの面接スタイルにもっとも大きな影響を与えたのは，臨床心理学者カール・ロジャーズによる「来談者中心のアプローチ」です．ミラーがオレゴン大学大学院で臨床心理学の博士課程に在籍していたとき，行動療法の他にクライエント中心アプローチのトレーニングも受けていました．このアプローチは，相手を批判しない態度で，患者さんをあるがままに受容すると，患者さんは自らの力で課題を解決する方法をみつけていくであろう，というスタイルでした．彼のスーパーバイザーはいつも「聞き返し」（後述）をしていました．これは共感を伝える土台となる戦略です．

　ミラーの頭に動機づけ面接のコンセプトが生まれたのは1982年，サバティカルでノルウェーを訪れたときで，そこで出会った臨床心理学の大学院生たちとの交流の中で引き出されたものでした．「今，何を考えていたのですか？」「どうしてその質問をしたのですか？」「その発話を聞き返したのはなぜですか？」という学生からの数々の質問に答える中で，自分自身も聞き返しをしていることに気づかされたミラーは，改めてクライアントに共感を伝えクライアントの自己探索を促すためには聞き返しが有効だと考えるようになりました．このときの経験をまとめたものが1983年の論文であり，文献上のMIの始まりとなります．

　当時のミラーにとっては，次のように出版されたこと自体が予想外の出来事でした．

　　「私としては論文として公開する気はなかった．そもそも，この方法が有用だといえるような実証的証拠が当時はまったくなかったのである．また，何か特定の心理学理論に由来するものでもなかった．純粋に臨床的な勘と内省から生まれたものである．私がMIに関する論文を送った先にRay Hodgsonがいた．彼はたまたま英国行動療法学会の学会誌であるBehavioural Psychotherapy（行動心理療法）の編集長だった．驚いたことに，Rayからの返事は，"量を半分に減らしてくれれば，この論文を学会誌に掲載したい"というものだった．私は言われたとおりにし，彼も言ったとおりにしてくれた．しかし，私は，これがたぶん「動機づけ面接」について話題にする最後の機会だろうと考えていた」（『動機づけ面接 第3版（下）』27章）

　ミラーとしては忘れかけていた論文だったのですが，イギリスの心理士であるロルニックにとってはそうではありませんでした．1989年，この2人はシドニーで偶然に出会い，ミラーは自分が忘れかけていた論文が外国で高く評価されていることを知りました．ロルニックに励まされ，2人で本を書くことになり，それが『MI-1』ともよばれる最初の本『Motivational interviewing：Preparing people to change addictive behavior』（以下，『動機づけ面接 第1版』とする）になります．

　その後，米国の国立アルコール乱用・依存症研究所（NIAAA）が行ったプロジェクトマッチと名づけられた大規模な多施設共同ランダム化比較試験の中で，認知行動療法と12ステップに並ぶもう1つの介入方法として組み込まれました．

ミラーとロルニックの2人のダンス

　MIの対象をエビデンスがある領域だけに絞ることにこだわっていたミラーに対して，ロルニックはもっと幅広く，医療全体へMIを適用しようとしました．現在，私たちはMIを第三者に説明する際，当たり前のように「両価性」について話します．この「両価性」はMIを語るうえでは必要不可欠な要素です．しかし，この概念はミラーの当初の論文には書かれておらず，1991年にロルニックによって付け加えられたものでした．ロルニックは，MIを使っているなかで患者さんが「食べたいけど，やせたい」というように相反する気持ちを同時にもつことに注目するようになりました．そして，1991年にロルニックがMIの中心概念に「両価性」を据えたことで，現在，私たちが知る形になります．そもそもミラーに本を書くように動機づけたのはロルニックでした．MIの応用範囲を嗜癖から一般健康行動へ，さらに公衆衛生や司法領域にも広げていったのもロルニックでした．

　2人の性格には対照的なところがあります．ワークショップをまるで鉄道マンのように時刻表どおりに進めるミラー（ちなみにミラーの父親は本当に鉄道会社の社員でした），流れに合わせて自在に変えてしまうロルニック．MIが大きく発展し，現在のように多くの人々に活用されるようになった背景には，この対照的な2人の出会いと尽力があります．

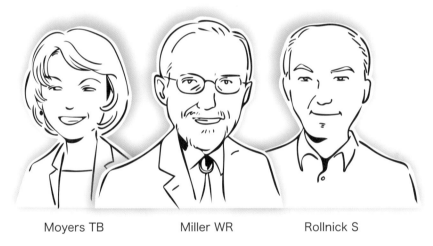

| Moyers TB | Miller WR | Rollnick S |

ミラー博士，ロルニック博士，モイヤーズ博士

ヘルスケアにおけるMIの適応

　MIはコミュニケーションスタイルともいわれます．相手とのちょっとした行き違いが誤解を生み，予想外の結果をうむことを多くの人は経験していると思います．自分の思いが相手に伝わらない場合，相手の誤解や無理解を性格や能力のせいにすることもあるでしょう．しかし，このように誰かを悪者にしてもコミュニケーションがうまくいかないことは以前からわかっていました．ミラーは，臨床家の患者さんへのかかわり方（面談のスタイル）が治療転帰に影響を与えることに注目しました．

　臨床家による指示，命令，警告，非難，教示，説得，保証という権威的な面談は，患者さんからの抵抗を引き出すことになり，面談が進まず，行動変容のための話し合いを困難にします．ここでいう抵抗というのは，患者さんからの防衛的，反抗的，無気力などの言動や反応を指します．

ゆえに，MIではこのような権威的で指示的な面談スタイルではなく，協働的で共感的な面談，カール・ロジャーズの来談者中心的なアプローチを大切にしています．

「共感的な面談」とは，患者さんを是認，理解し受け入れ，相手の自己選択を尊重すること，安全な雰囲気のなかで，自己探索が進むように相手の感情や価値を引き出すこと，関心をもって話を聴くことなどを重視した面談です．結果的に，患者さんの抵抗を引き起こすような対決を避け，内的動機を引き出す，このような臨床スタイル自体が治療介入技法として考えられるようになりました．

ロルニックはヘルスケアの領域にMIを適応させるためにMIの精神を大事にしつつ，短時間で介入できる構造化した介入法を開発し，1999年にピップ・メイソンらとの共著で『Health behavior change：A guide for practitioners』を発表しました．その後，この本は中村正和らの訳によって『健康のための行動変容』（2001）として日本に紹介されています．この中では，臨床家が患者さんとの面談において，患者さんの治療や行動変容に向けての抵抗を減らしながら，行動変容へ向けて会話を進めていく方法がチャートで示されています．また，行動変容の責任はあくまでも患者さんにあること，面談の中でどのように患者さんと信頼関係を構築するか，そして，患者さんの行動変容の背景にはその行動を変えることが重要であり，行動を変えられるという自信が必要であり，この2つが行動変容への準備を高めるとしています．臨床家は会話を通して，患者さんの重要度と自信の2軸を少しずつ引き上げ，行動変容を促すのです．この技術は2002年に出版された『Motivational Interviewing：Preparing People for Change 2 nd ed』（以下，『動機づけ面接 第2版』）の中心におかれていました．ただし，最初から準備性が高い人に対して準備性に関する質問をすると，かえって変化が起きにくくなることがわかってきました．そこで，面接の中で重要度と自信の両方を積極的に取り上げるかどうかは，相手の準備性を確認し，変化への動機が既に強いときは計画作成へと進みます．

また，動機づけ面接は変化のステージ理論モデル（TTM：trans theoretical model of behavior change）と同時期の1980年代に開発されたこともあり，混同されることがあります．MIとTTMは概念上の共通点があり，MIは変化の準備性が乏しいクライエントに使う方法のひとつになると考えられました（Miller WR & Rollnick S，2012）．実際，MIはクライエントがどのステージにいようと両価性があればその解消を目指すようにかかわります．

初版から第2版，そして第3版への変化

『動機づけ面接』の初版は，アルコール問題を中心した依存症の治療分野に焦点が当てられた内容でした．その後，MIが一般医療，健康づくり，ソーシャルワーク，更生施設関係などの多領域に幅広く適用されるようになったことから，2002年には『動機づけ面接 第2版』が発行されました．第2版では，行動変容の焦点は，依存症領域に留まらず，より幅広く「行動の変化」を扱った内容になっています．その後もMIの進歩は止まりません．10年後の2012年には変化の幅をさらに広く捉えた『動機づけ面接 第3版』が出版されました．MIの変化はサブタイトルからも見て取れます．初版は"Preparing people to change addictive behavior—人が嗜癖行動を変えることを準備する"，第2版は"Preparing People for Change—人が変わることを準備する"，第3版は"Helping People Change—人が変わることを援助する"であり，MIが変化を促している対象が徐々に広がっているといえるでしょう．そして，この第3版では，ニューメキシコ大学でミラーから直接MIを学んだひとりであるMoyers TBの研究が30以上引用されています．彼女はMIに関する実証的な研究者として知られています．

ここまで MI の誕生からの変遷を述べてきましたが，MI の概念的な変化はこれだけに留まりません．変化に向かう言語は，当初，「自己動機づけ発言（宣言）」とよばれていましたが，現状に留まる言語との対照も考慮して「チェンジトーク」と言い換えられるようになりました．依存症の臨床領域ではよく使う概念であった「抵抗」は，現状維持に留まる「維持トーク」と臨床家との関係性の赤信号としての「不協和」とに分解されました．また，臨床家としてのスピリットに「思いやり」が加わり，面談は 2 段階から 4 つのプロセスへ変わりました．さらに，決断分析（現状維持と変化することの両方のメリットとデメリットに重みづけする方法）は MI を使う多くの文脈において推奨されなくなりました．なぜなら，チェンジトークは維持トークのすぐそばにあることから，意図的に維持トークを引き出すことは，両価性を抱えたクライエントにはあまり役立たないからです（Miller WR & Rose GS, 2015）．

■ MI の習得に向けた取り組み

ミラーは MI の習得の過程を，しばしば楽器の奏法の習得に例えて説明します．楽器の構造を学び楽譜が読めるようになっても，音を出すことはできません．実践練習の繰り返しが必要なのです．MI の効果が知られるようになると，ミラーとロルニックのもとにワークショップの依頼が殺到するようになりました．MI を広めるためには MI について教えることができるトレーナーを育てる必要があると考えた 2 人は，トレーナー養成を目指すワークショップ Training for New Trainers（TNT）を開催するようになりました．TNT を卒業したトレーナーたちは，今度は MI を教える技術を維持し，磨く場を求めるようになり，Motivational Interviewing Network of Trainers（MINT）とよばれるグループが生まれました．MINT メンバーからのフィードバックが集まってくると，ミラーとロルニックは初版を改訂する必要性を感じるようになり，それが 2002 年に出版された『動機づけ面接 第 2 版』です．同時に MI の実践練習のためのエクササイズ集も作られるようになり，それが 1 冊の本としてまとまったものが，TNT 一期生でもある Rosengren が 2009 年に出した『Building Motivational Interviewing Skills：A Practitioner Workbook』（日本語版『動機づけ面接を身につける 一人でもできるエクササイズ集』です[注釈1]．

第 2 節　臨床家が動機づけ面接を学ぶメリット

私は，MI を学び学生との面談や授業で活用するようになったときに，自分自身の面談を客観的に観察して評価することができるようになりました．面談がぎくしゃくしたとき，円滑に進んだとき，学生の行動変容につながったときやつながらなかったときなどを振り返り，次の手立てを考えることができました．このような自分のこれまでの経験と，研修会で出会った多くの臨床家の方々からのフィードバックから，私は，忙しい臨床家の皆さんにこそ，MI を学び，可能であれば臨床で活用してほしいと思っています．その理由は，MI には次の 3 つの特徴があると考えるからです．

注釈 1：MI-3 のための実践練習本が出版されました（Rosengren, 2017）．また，本節の内容についてより理解を深めたい方は Moyers TB,（2004），原井（2012）を参照してください．

1. 根拠に基づく面談スタイル：クライアントの治療結果，評価に裏づけられた面談スタイル
2. 面談の透明性が高く，客観的に面談を評価するシステムをもつ
3. MI を学ぶプロセスが確立されている：MINT という国際ネットワークによって開発されたトレーニングマニュアルがある

　この 3 点についてもう少し詳しくみていきましょう．

1）根拠に基づく面談スタイル：クライアントの治療結果，評価に裏づけられた面談スタイル

　MI は第 1 節の歴史的な変遷をみてもおわかりのように，特定の理論背景をもたず臨床において優れたカウンセラーの面談スタイルから構築されたスタイルです．そのため，来談者や患者さんの行動変容において MI がどのように機能するのか，何が MI なのか？　という点については先行研究から徐々に明らかになっています．

　現在 MI の定義に関する 3 つの基本要素は「MI は行動変容に関する会話である」「MI は来談者中心で協働的である」「MI は喚起的であり，クライアントの動機やコミットメントを呼び起こすものである」としています．そして，共感や面談の精神（第 1 章に後述）に見られるような対人関係に関連した「関係性の要素」とクライアントの行動変容に向かう言語（チェンジトーク）を識別し強化する「技術的要素」の 2 つにおいてエビデンスがあります．ミラーが MI を構築する過程で，自らの面談を振り返った際に「患者さんからの抵抗を最小限にするように面談をした」と述べていることから，患者さんと「どのようにかかわるのか」という「面談の精神」というべき要素は，特に重視されています．この関係性の要素には臨床家の「面談の精神」に加え，患者さんの自己探索を促す臨床家の共感スキルも含まれます．先行研究から，臨床家の共感が患者さんの 3 カ月後の飲酒量に影響を与え，臨床家の複雑な聞き返しを併用した高いレベルの共感性は，患者さんの現状に留まる維持トークの減少につながり，結果的には行動変容を促すが，共感度の低い臨床家はマイクロスキルの効果を下げるだけでなく有害となる可能性があるといわれています（Moyers TB & Miller WR, 2012）．そして「共感」はエビデンスに基づいた技法であり，学習可能であるためトレーニングによって上達でき，臨床家の共感はクライアントの治療からの脱落や抵抗，その後の治療転機を予測するといわれています（Moyers TB et al, 2016）．

　技術的要素は，臨床家がクライアントから引き出す言語に関することです．動機づけ面接の初版では「自己動機づけ宣言」といわれ，現在の第 3 版では「チェンジトーク」に変わっています．この「チェンジトーク」は，患者さんが現状から「変わる」ことを示唆した言語を指します．MI の中核となるメカニズムは患者さんの動機づけ言語にあります．面談中に患者さんが語るチェンジトークが行動変容の結果に関連するのに対して維持トーク（現状に留まる：変わらない）の増加は逆効果をもたらします．患者さんが語るチェンジトークと行動変容の結果を指示するエビデンスは増えており（Apodaca TB & Longabaugh R, 2009；Miller WR & Rose GS, 2009），臨床家の言動はクライアントからのチェンジトークや維持トークの増減に影響を与えます（Glynn LH & Moyers TB, 2010）．

　チェンジトークと維持トークはコインの表と裏のような関係です．面談中に，現状維持に留まる理由や現状維持のメリットばかりを聞いたり，行動変容を起こすことができない理由を引き出してばかりいると，維持トークは増加します．

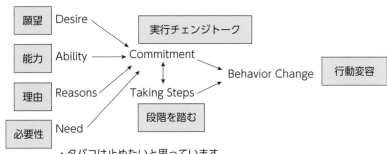

〈準備チェンジトーク〉

・タバコは止めたいと思っています．
・前にも1カ月禁煙したので，今回もできると思います．
・タバコを止めると，咳き込みは減りますよね．
・やっぱり禁煙しないと，血圧の薬が効かないのでダメですかね．

図　チェンジトークの種類

　それでは，私たちは目の前の患者さんから「変わりたい」という前向きな発話だけを，引き出せば引き出すほど患者さんは変わるのかと，疑問に思う方もいらっしゃるでしょう．このチェンジトークと行動変容の関連性についてはもう少し複雑な要因があることが最近の研究からいくつか明らかになってきました．まず，患者さんからの維持トークが行動変容と関連せず（先行研究と同様），患者さんから語られるチェンジトークの連続性が，行動変容に影響するという報告です．具体的にはチェンジトークの後にチェンジトークが続く可能性が高くそれが飲酒量の減少に関連するということです（Houck JM & Moyers TB，2015）．次に，面談中に維持トークが増えることは行動変容を促さず，かといってチェンジトークの量と行動変容との関連性が有意でないことから，さらに検討が必要であると報告されています（Pace BT，Dembe A et al，2017；Laws MB et al，2018）．そのような中で，どの研究でも一致しているのは面談におけるクライエントからの維持トークの減少が行動変容に関連するということです．以上をまとめると，MIは技術的な要素と同様に，先述した関係性の要素がクライエントの行動変容のプロセスを理解する上で重要であることが示されています．

2）面談の透明性が高く，客観的に面談を評価するシステムを持つ

　MIを知り，学び，実際に面談の中で活用し始めると，自分の面談がこれでいいのだろうか，どれくらいMIらしくなっているのだろうかという疑問や不安をもつようになります．MIには，学習者の面談の習熟度をある程度，客観的に把握するための評価システムがあります．これは，動機づけ面接治療整合性尺度（Motivational Interviewing Treatment Integrity Coding Manual：MITI（マイティ）[注釈2]とよばれるものです．この尺度は，臨床家がどれくらい上手にMIを行っているかをみるものです．臨床試験において臨床家がMIの介入を実施できているか評価したり，自分の面談を客観的に評価したり，基本的なMIのスキルを臨床家にフィードバックをする際やMIトレーニングの効果を測定するときなどに活用できます．MITIは最近の研究知見を反映したものになっています．総合評価は，面談における臨床家とクライエントとの相互作用の特徴を捉える4項目，「チェンジトークの促進」「維持トークの減弱」「共感」「協働」から構成されており，関係性の要素は「共感」と「協働」，技術的な要素は「チェ

注釈2：現在（2020年5月現在），MITIは，4.2.1のバージョンです．

ンジトークの促進」と「維持トークの減弱」です．そして，行動評価は総合評価とは異なり，面談全体をとおして臨床家の技術的な面，例えば，質問（開かれた質問と閉じた質問）や聞き返し（単純な聞き返しと複雑な聞き返し）の数をカウントして評価します（Moyers TB et al, 2015）．

　この尺度を使い，自分の面談を振り返ると，自分が患者さんにどのようにかかわっているのか，自分のどの発話が患者さんの維持トークを引き出したのか，チェンジトークを引き出したのか，次に面談をするとしたら，どのようにすべきなのか，という改善点を把握することができます．また，経験や感覚に頼っていた部分を客観的に把握できるので，自分の面談の特徴，得意なスキルや苦手なスキル等がわかり，トレーニングをする際の参考になります．

　第一段階として，自分の面談を録音すること（最初はこれがなかなか難しい），次にその録音を聴き返すだけでも新たな発見があります（自分の声に驚くことが多い）．そして，時間があれば文字化して逐語録を作成し，会話の流れを客観的にみる．すると，患者さんとの会話の流れがみえてきます．さらに，不必要なあいづちが多いとか，相手の話を最後まで聞かずに話をさえぎっているとか，沈黙が苦手などの面談の特徴もわかります（逐語の作成は時間がかかりますので，だいたいの人はこの作業をしません）．そして，少し勇気を振り絞って面談を身近な学習仲間やトレーナーなどに聞いてもらいます．自分だけで考えていると，悪い点を中心に改善点のみに注意が向き暗い気持ちになることがありますが，仲間からのコメントで長所を見つけることができます（ただし，これはかなりの勇気が必要です）．最後に第三者機関へ自分の面談の録音を送り，コーダーから MITI による評価とフィードバックをもらうのです．この第三者機関が，コーディング・ラボというもので，日本国内にもコーディング・ラボ JAPAN があります[注釈3]．専門家の視点から面談の強みと改善点が明らかになりますので，面談の上達も早まると思います．

3）MI を学ぶプロセスがある

　ここまで，MI はエビデンスを積み重ねてきており，面談の習熟度を評価する MITI という尺度があることを紹介しました．3 つめに MI は学習可能で，学ぶ段階が以下の 8 段階から構成されています[注釈4]．日本国内に限らず，海外の研修もおおむね，以下の（1）～（8）の順番で研修内容が提供されています．本書では面談の 4 つのプロセス（かかわる，フォーカスする，引き出す，計画する）と併せてこれらの内容を整理しています（第 1 部）．

- （1）面談の精神（面談においてすべてのプロセスで大切）
- （2）OARS（オールス：面談を進めるうえで活用される戦略的なスキル）
- （3）チェンジトークと維持トークの識別
- （4）チェンジトークを引き出し強化する
- （5）維持トークと抵抗への対応（不協和）
- （6）変化への行動を発展させる
- （7）宣言を強化する

注釈 3：2014 年に発足した日本国内におけるコーディングラボ．詳細はこちらを参照してください．
　　　　https://codingtsubolabo.wixsite.com/coding-lab-for-miti
注釈 4：学習の 8 段階に沿った学習法については，北田，磯村著「医療スタッフのための動機づけ面接法　逆引き MI 学習帳」を参照してください．

（8）他の方法との統合

　これまでの研究から，MI の習得には性差，教育歴や臨床の経験年数などは関連しておらず，面談のスキルは特異的であり，臨床において観察可能であるとされています（Moyers TB，2013）．これは，臨床経験が長くても MI を習得できない人がおり，逆に臨床経験が短くても速やかに習得できる人もいるということを指します．動機づけ面接を学びたいと思った場合，本を読む，研修会やワークショップに出る，そして，指導者から個別に自分の面談を聞いてもらいフィードバックを受けるなどの方法があります．いずれにしても，楽器やスポーツと同様に日々の練習が面談の上達には欠かせません．もし，なかなか一緒に学ぶ人が見つからない場合は，先に紹介した「動気づけ面接を身につける．一人でもできるエクササイズ集」が参考になると思います．また，ひとたび MI を臨床で活用し始めると，あなたの目の前の患者さんがあなたの教師になります．あなたがどのような応答をしたかによって患者さんの反応が変わるため，あなた自身の面談のフィードバックを毎回，あなたの患者さんから受け取るようになります．目の前の人からの反応を真摯に受け止めながら，日々，トレーニングを積み重ねることが上達の秘訣といえるでしょう．ミラーが MI の上達を楽器の練習に例えた理由がわかります．

臨床家の **声**

① ぼくの面談は MI だった！

　私がある学会で MI を紹介したときのことです．講演が終わると数名の方々が私のもとに名刺を持って来てくださいました．その先生方はアルコール依存症の治療を専門とする医師で，とても嬉しそうに次のような話を聞かせてくださいました．

　「病院の看護師さんから，"先生が診るときは患者さんがよく話を聴くのが不思議" だと言われてきました．それに，他のスタッフではまったく反応がなかった人でさえ，僕が診るとよく話してくれるのですよ．　今回の講演で MI を知って，自分の面談の正体がわかった気がします．患者さんの治療がうまくいっているときの面談は，確かに MI らしい面談をしていました．僕は自己流で面談をしていたのですが僕は MI っぽいことをしていたのですね」

　この医師のように，皆さんの経験の中にも成功体験はあると思います．MI の学習を始めたら，自分の面談の記録についてメモやノートに残しておくことをお勧めします．とかく失敗の経験は強く記憶に残るのですが，成功体験は忘れてしまうものです．成功体験の積み重ねは皆さんの「自信」になります．かくいう私も面談の記録，ワークショップや研修会の記録などをノートに残しています．

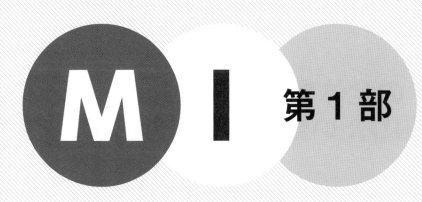

第1部

動機づけ面接を臨床で使う準備

第 1 章

MI の全体像：患者さんの頑張りたい気持ちを引き出す

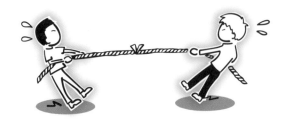

第 1 節　矛盾と両価性

　動機づけ面接（motivational interviewing，以下 MI）は，カール・ロジャーズの"来談者中心"的でありつつも，会話では行動変容について積極的に扱うことから「志向的である」といわれます[注釈1]．その理由は，面談の中心的な話題が行動変容だからです．人は，自分が行動を変えていく過程において「変わりたい，でも変わりたくない」という 2 つの相反する気持ちを同時に持つことがあります．MI において臨床家は，行動変容を促すために患者さんから動機を引き出し，強化し，両価性の解消を支援するようにかかわります．

　この「両価性」について少し具体的にすると，やせたいけど食べたい，タバコをやめたいけど（難しいから）このまま吸っていたい，もっと早く寝たいけど SNS も見たい…という具合になります．この両価的な状態は，本人にとっては気持ちが悪く，できればこの状態を解消したいと思っている場合が多々あります．変化のステージ理論[注釈2]でいうと「関心期：熟考期」に相当します．もし，目の前の患者さんやあなた自身が両価性を感じているのであれば，行動変容へ一歩近づいているといえます．なぜかというと，変化に対する「重要性の認識」の根底に「矛盾」があり，矛盾がなければ動機も生じないからです．

　矛盾は，現在の状況と望んでいた状況の違いであり，現在起きていることと，本当はこうであってほしいと希望していた目標（理想の姿）との違いです．この矛盾の度合いが大きければ大きいほど，変化の重要性は高くなります．そして自分の行動と心に深く抱いている価値観との矛盾に気づいたとき，変わるのは行動です．このように，両価性と矛盾は重なるところがあるため，矛盾がなければ両価性は存

注釈 1：「指示する」というのは臨床家の行動で誤解を招きやすいので，MI の形容としては「ゴールを指し示す＝志向的」のほうがしっくりするといわれています（Moyers, Tokyo JAPAN WS, presentation 2018）．
注釈 2：MI は，多理論統合モデル，変化のステージ理論と同時期に発表されたことから，これらの理論と併せて説明されることが頻繁にあります．これらの理論は，人が行動を変えるためのステージ，人が行動変容へ向かうときの背景として「自己効力感」，10 の変容プロセス，意思決定バランスの 4 つの要素から説明されるモデルです．

在しないのです.

　そこで，ある人たちにとって変化への第一歩は「両価的な状態になる」ことです．矛盾が拡大すると初めて両価性が強くなります．矛盾が拡大し続ければ，変化の方向へと両価性が解決される可能性が生じます．このように理解すると，両価性は変化への障害ではなく，むしろ変化を可能とするものだといえます.

　患者さんが自己に内在する両価性に向き合い，それを解消するためには，現状維持のメリットやデメリット，行動変容のメリットやデメリットなどをゆっくりと落ち着いて考えられる環境が必要です.

　変化のステージ理論^(注釈2)では，行動変容への関心はあるもののどうしようかと考えている時期を「関心期：熟考期」と呼び，行動変容の必要性さえ考えていない時期を「前熟考期：無関心期」と呼びます．「前熟考期：無関心期」の人たちについては，矛盾が拡大し両価的な状態にシフトするように，臨床家は患者さんの価値観や大切にしていることなどを，思いやりのある雰囲気のなかで引き出すようにかかわります．すぐに患者さんの行動変容を促すことは難しくても，そのような面談の積み重ねによってステージを移行させることは可能です．ミラーは当初，MI は，前熟考期や熟考期のステージに留まっている人を対象にすると述べていました（MI-3，chapter27）.

　それでは，準備期や実行期の人たちが対象となったとき，MI ではどのように面談を進めていくのでしょうか．MI は行動変容への準備が整っていない前熟考期や熟考期の対象者に対して MI が活用できるとともに，人がどの変化のステージにいたとしても「両価性」を抱えている場合には MI を用いることが可能です．そして，MI は特定の状況（患者さんが両価性を抱えている）で使い，必要のないときには横に置いておくことが可能なスキルでもあります（Moyers TB，2018）.

第2節　間違い指摘反射と心理的抵抗

　第1節でみてきたように，患者さんが行動を変えようとするものの変えられない背景には，解消されていない「両価性」があります．皆さんの中にも「わかってはいるけど…」という気持ちが多少はあるでしょう．ヘルスケアに携わる臨床家にとって考えやすい例に，喫煙や飲酒があると思います．喫煙者の多くは，いつかはタバコをやめよう…と思っているようです．しかし，周囲が「早くタバコをやめないと…」「今なら，まだ間に合うし…」「節煙するならいっそのことやめたら」「電子タバコに替えてもダメみたいよ」などと，禁煙を勧めれば勧めるほど，その人は「まだ，いいかな」「次の値上げのときに考えるよ」「体調いいし，タバコが好きなんだよね」などとタバコを吸い続ける発話をするでしょう．臨床家が患者さんに「それは，違いますよ」「そうじゃなくて」「ダメですよ」などと言い，相手の言動の間違いを指摘したくなることを「間違い指摘反射」といいます.

　人は相手が間違ったことを言ったり，行ったりするとその「考えや行動を正したい」という本能的な願望をもっています．その傾向の強さは個々人の状況，文化的，宗教的伝統によっても異なります．自分の信念や価値観に沿って相手を説得し，納得させ，正しいことをさせようとします．臨床家の場合，治療者が正しい情報を伝えれば，患者さんが変わり，治療者が専門家としての知識を伝えて説得すると患者さんは納得するし，怖い情報は相手の行動変容を促すと思っている方もいらっしゃるでしょう.

　もう少し，間違い指摘反射の例をみてみましょう.

「このままでは，さらに服薬する薬が増えます（問題の直面化）

「もう少し運動時間を増やすべきですね．プールなんていいと思いますよ（許可のない情報提供）」

「また，痛くなりますので．ちゃんと薬は飲んでください（警告＋指導）」

「あなたが見たそのネットの情報は違いますよ（否定）」

このような臨床家からの間違い指摘反射が続くと，患者さんからは「面談を続けたくない」というサインが出てきます．臨床家に負けまいと議論をしたり，適当にうなずいて話を終わらせようとしたり，急に沈黙したり，「時間がない」と席を立つ方もいらっしゃるかもしれません．患者さんの中には臨床家の言動に従わない，ということで相手の優位に立つ行動を選択する人もいます．これらの言動は患者さんからの心理的な抵抗の顕れです．

臨床家からの間違い指摘反射と患者さんからの心理的抵抗については下記の表（表1-1）をご覧ください．

面談初期は特に，臨床家と患者さんとの信頼関係が構築されていませんので，下表のような「間違い指摘反射」が繰り返しなされると面談自体の維持と継続が難しくなります．

臨床家による患者さんへの直面化と説得はMI不一致（えむあいふいっち）と呼ばれます．患者さんの言語に関するエビデンスとして，臨床家のMI不一致行動は患者さんの現状にとどまる発話を増やし，行動変容を促さないことが明らかになっています（Magill M et al, 2014；Laws MB et al, 2018）．さらに，私たち臨床家が気をつけなければならないのは，患者さんからの“変わりたくない”という発話によってMI不一致の反応が引き出され，それがさらに患者さんの現状維持にとどまる発話を増やすということです．

治療同盟が構築されていない時期の説得や警告，問題の直面化や指示という臨床家の言動は，患者さんの行動変容の妨げにはなっても行動変容をサポートしないことが多いとされ，このような臨床家の言動は「MI不一致（えむあいふいっち）」に分類され，臨床家が患者さんとかかわり続けるために極力避けるべきです（Magill M et al, 2014；Laws MB et al, 2018）．

表 1-1　　　間違い指摘反射と心理的抵抗

臨床家の間違い指摘反射	患者さんからの心理的抵抗
・警告 ・指示 ・説得 ・問題の直面化 ・議論 ・非難・否定 ・命令 ・ラベル付け ・許可のない情報提供や助言　　など	・嘘をついてその場をごまかす ・話題を変える ・否認する ・議論をする ・自己防衛をする ・結果への恐怖で話を聴かなくなる ・相手を信頼しなくなる ・システムへの不満を述べる ・その場から去る ・無言になる

第3節　ガイド的スタイルでの面談

　面談には，大別すると「指示的」「ガイド的」「追従的」といわれる3つのタイプがあります．MIでは，指示的と追従的スタイルの2つの要素をブレンドしたガイド的スタイルを推奨しています．

3つの会話スタイル「指示的」─「ガイド的」─「追従的」

　指示的スタイルは，火傷をした人に「すぐに水で冷やしてください」，感染症の人に「この薬を毎日2回1週間飲んでください」，足を骨折した人に「ギブスで固定したので動かさないように」と伝えるようなスタイルです．その正反対にあるのが「追従的スタイル」です．相手の話を指示，意見，助言，分析を差し挟まずに相手の視点から理解するように傾聴することです．たとえば，子どもを亡くしたばかりで悲嘆に暮れている母親に，いきなり「元気出して」と言うわけにはいかないですよね．このような場合には，そばにいて，静かに話を聞いていくことが望ましいでしょう．また，ある患者さんが主治医から「いい加減に禁煙しろ！このままだと足は切断だぞ」と脅されたと憤慨しているときに，「あなたが悪い」と言っては"火に油"です．まずは「ひどい言われ方をして腹が立ったのですね」と相手の言い分を聞いた方が，落ち着いて次の会話へ進めそうです．この指示的スタイルと追従的スタイルの間にあるのが「ガイド的スタイル」です．

　私がこのスタイルの例として最もぴったりだと思うのが，旅行代理店の窓口スタッフの対応です．窓口スタッフは，旅行に行きたいと考えて来店してきたお客さんに対して，いつどこへ何をしに行くかを指示したりはしません．お客さんの希望をよく聞くところから始めます．しかし，お客さんの話を聞くだけでなく必要に応じて旅行代理店の専門家としての知識を活かしてアドバイスもしてくれます．

　このガイド的スタイルがなぜ，患者さんにとって心地よく，行動変容の支援になるのでしょうか．

　それは，このスタイルが患者さんの選択権を保証し，自己決定を尊重するスタイルだからです．患者さん自身に言動の選択権があることを伝えることは「あなたには自分の言動を自己決定する能力がある」と自律を尊重することにつながります．

第4節　面談におけるスピリット：PACE

　MIが紹介された初期の頃，世界各地で開催されたワークショップでは，MIの面談テクニックにフォーカスされることが多かったようです．臨床家は「手のかかる」「難しい」「抵抗する患者」をどうやって手なづけようか（あまり言葉がよくありませんが），そのコツを知りたいという目的でMIを学ぼうとする方が多かったようです（Steinberg MP & Miller WR，2015）．私（北田）のトレーナー歴は10年未満なので，さほど長いほうではありませんが，この傾向は日本でも少なからず起きていると思います．医学論文を検索すると「エキスパートに学ぶ○○のコツ」のようなタイトルの論文が心理療法や手術などの分野で多数みつかります．

　ワークショップや研修会の折に，臨床家から「○○の患者さんについて困っている」「どうにかして患者さんに○○させたい」「患者さんに自分の問題として取り組ませたい」「治療の変更を納得させたい…」など「〜させたいのでどうすればいい？」という質問を頻繁に受けてきました．

『動機づけ面接 第3版』が出版されて以降，ワークショップや研修会においてミラーとロルニックは，面談の土台となるスピリットを意識することを強調しています．スキルのみのMIは，歌に例えると「歌詞があるだけで音楽がないようなものである」，ダンスに例えると「ステップだけで音楽のないダンスのようなものである」などと表現しています．そして，ミラーは料理を作る際，特にスープを作る際の水をスピリットに例えて説明しています．MIという面談のスープを作る際，水（スピリット）がなければ作ることができません．MIは面談を技術にしますので，トレーニングによって学習可能であり，教授可能です．ただし，そこにスピリットは必要不可欠です．

医療のスタートは欠陥モデルであり，不足しているものを補充するというスタイルです．しかしMIはこの欠陥モデルから始まるのではなく，動機は患者さん本人から引き出すというスタイルです．そして面談では，「変わりたい」という患者さん自身の動機を引き出すことが重要であって，臨床家の動機ではないことを私たちは忘れずにいたいものです（Moyers TB, 2018）.

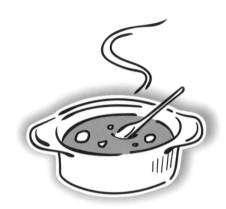

動機づけ面接の4つの精神（PACE または CAPE）：面談のエネルギー源

MIの全体像を「ドライブ」や「旅行」に例えてみましょう．ドライブに例えると，面談は車であり，スピリットがガソリンです．面談を振り返ったときに，面談時間が長いにもかかわらず不全感を感じたり，堂々巡りになっていたり，愚痴を聴くだけの面談になっていたり，なんとなくすっきりしない面談になっているとしたら，それは面談のガソリン（スピリット）が不足しているのかもしれません．このガソリンは何種類かのスピリットがブレンドされてできており，それらの頭文字をとって「PACE（ペース）」とよばれています．では4つのスピリットを順にみてみましょう．

1）Partnership 協働：MI は協働的である

「協働」とは，課題や問題を解決するにあたり，臨床家は来談者と協力して取り組んでいく，というスタンスを表します．ここでは，面談者と来談者には上下関係はなく「一緒に」という意識をもってお互いに尊重しましょう！という意味合いが強くあります．医療現場では，医療スタッフと患者さんとの間に目には見えない「上下関係」があります．患者さんは「病気を治してもらっている」という意識が強いためになおさらでしょう．しかし，糖尿病のような生活習慣病は，ライフスタイルそのものが，症状の進行や抑制に大きな影響をもつことから，治療の専門家である医療スタッフがいくら躍起になっても，患者さん本人が納得して，行動を変え，継続しなければ，血糖管理は困難です．医療スタッフは医

療の専門家であるのと同時に，目の前の患者さんは自分自身の人生の専門家です．病気を受け入れ，これからの人生を歩くのも，病気の管理のためにライフスタイルを変えるのも，病気のコントロールのために服薬するのも，すべては患者さんの意思であり，行動選択は患者さんに委ねられます．

　ある病気を受容できない患者さんがいると，「血液検査の結果から病気であることは明らかなのになぜ受容できないのだろう」とあなたは思い，とっさに「検査結果をみると服薬が必要な段階です（直面化）」と話してしまうかもしれません．でも，患者さんにしてみれば親兄弟，親戚にもそのような病気の人はいないのに，なぜ自分だけ？　と思っているかもしれません．また，血圧管理のために薬を処方された患者さんの中には，薬を飲みたくないと思っている場合があります．患者さんは，なぜ薬を飲まなくてはいけないのか，薬を飲む代わりに体重を減らせば良いかもしれないと思っていて，処方された薬を受け取ったものの服薬治療を開始しないという可能性もあります．もし，あなたが患者さんに，「はい．そうですか．わかりました」という言葉だけを期待する場合，上記のように病気を受容できずにいる患者さん，服薬治療をせずに運動をしている患者さんたちは，臨床家にとっては（言うことをきかない）「困った患者さん」という認識になるでしょう．

　医療従事者が患者さんと協働的に面談を進めるのが困難な要因として，圧倒的に時間が不足している，忙しい，という環境があります．時間的な制約が厳しいなかで，患者さんへ提供する情報量が多いため，目の前の患者さんがあなたの説明に戸惑っていることにも気がつかずに対応していることもあるでしょう．また，たとえ気づいたとしても，どうしたら良いのだろうかと思うこともあるでしょう．

　臨床家である皆さんと患者さんが協力し合って課題（＝病気の治療や改善）に向かうためには，「私たちは一緒に少しでもよりよい方向に向かうように取り組みましょうね」という気持ち，ふたりの専門家で一緒に進むという気持ちを持ち続けることと，「ここまでの私のお話を聞いていかがですか？不安に思うことわからないことなどありませんか？」と相手を思いやる気持ちが大切かもしれません．

2）Acceptance　受容
　「受容」とは，目の前の患者さんや来談者の言動について不本意ながら同意することではなく，患者さん自身の経験や考えを，色眼鏡（臨床家自身のもつ価値基準など）を外して受け容れることです．私たちは，これまでの経験，体験，学習，多くの人とのかかわりのなかでさまざまな思いをしてきています．その経験の積み重ねは感情を伴って記憶されますので，皆さん自身が，気がつかないうちにさまざまな色の眼鏡をかけて物事を見るようになっています．ときには，患者さんの話を聞きながら無意識に善し悪しの判断をしたり，相手をラベル付けしたりしていることがあるかもしれません．たとえば，「一度におまんじゅうを10個食べるんです」という患者さんの話を聞きながら，「だからやせないのよ」と反射的に思うこともあるでしょう．また，毎晩，「お酒を飲んでリフレッシュしているんです．ときどき記憶がなくなりますが，それも楽しいんです」という話を聞きながら，「もしかしたらアルコール依存症かも？」などと思うときもあるでしょう．このような皆さんの反応は，非言語的ですが相手には確実に伝わります．

　社会心理学においては，コミュニケーションの相当な部分が非言語的な手段で行われるとされています．視線の方向や態度，声のトーンがコミュニケーションに影響を与えているのです（Argyle M, 1988）．皆さんのちょっとした表情，目の動き，呼吸の変化，うなずき，声の調子や手の動きなどから，相手は敏感に感じ取っています．

この「受容」には、「絶対的価値」「正確な共感」「自律性のサポート」「是認」の4つが含まれます。患者さんに限らず、多くの人は、個人的な経験や考えについて価値判断を交えずに「ありのままに」聴いてもらえるととても嬉しくなるものです。私たちは、自分の思いや考えに余計な修飾をされず、かといって過小評価されずに聞いてくれる聴き手に出会うと、安心して自己探索を始めることができます。

　自己探索と行動変容の関係については、大学生のアルコール使用に関連した介入にMIを活用した研究があります。ここでは、クライエント（学生）の自己探索が面談後の飲酒量の減少に関連していました（Eatow EM et al, 2018）。この自己探索を促すうえでも受容はとても大切だと思います。患者さんに限らず、私たちは自らが「受容された」という経験をもつことが必要でしょう。その経験が私たち自身を変化へと解放し、自己実現を後押しするのだと思います。

　では、「受容」を構成する4つの要素（図1-1）を順にみていきましょう。

① 絶対的価値

　絶対的価値とは、来談者が本来持ち合わせている個人の可能性、性格、権利を価値あるものとして尊重するということです。この態度の対極にあるのが「私は、誰を尊敬すべきかで誰を尊敬すべきでないかを決めます」という、相手をある価値判断の下に判断するという態度です。

② 正確な共感

　正確な共感とは、来談者に積極的な関心を寄せ、来談者自身がもつ視点（世界観）、来談者が自らの視点を通してどのように世界を見ているのかを理解しようと努力することです。会話の流れのなかで、いざ行動を変えようという話になると、患者さんのなかには、変化が難しい理由を述べたり、過去から現在にわたる経験を述べたり、もしかしたら、○○があれば変われるかもしれない、と述べたりします。ミラーは、患者さんの行動変容には臨床家の共感的な傾聴が大きな鍵となることに早くから気がついていました。ですから、共感的に相手の話を聞くためのスキルとして「複雑な聞き返し」は重要な役割を担います（複雑な聞き返しについては2章でもう少し詳細にみましょう）。

③ 自律性のサポート

　来談者は、皆さんが何らかの専門家であるためにあなたの元を訪れます。ときには誰かの命令で、ときには無理やりあなたの前に連れて来られる人もいるでしょう。しかしそれでも、来談者自身が自らの行動については責任を負います。自律性は当然の権利であり、自己主張の能力として尊重することが来談者の行動変容をサポートすることにつながります。この対極にあるのは「〜にさせる」「あなたは〜できない」という相手の行動選択を制約するような言動です。

　臨床家が患者さんや来談者の自律性を支援することが、健康行動の鍵になること、そして臨床家の患者さんへの接し方が影響を与えることは以前から報告されていました。臨床家の態度や言動が統制的（権威的、批判的、抑圧的）でなく、患者さんの視点を取り、選択肢を提案し、情報を提供し、示唆や要求に理論的な根拠を示し、患者さんの気持ちを認めることが、自律性の支援です。これは、患者中心の医療の意味することと同様であることがわかります。自律性を支援することでパートナーシップが形成されやすくなります。具体的な例としては、臨床家が患者さんへ関心を示し、質問しやすい雰囲気であり、患者さんが医師や臨床家との関係性において上下を感じない、などが含まれるでしょう。自律性が支援されたプログラムに参加した患者さんの方が減量に成功し、その後も減量が維持できたり、処方された薬を服薬するようになったりすることが報告されていることから、臨床家が自律性を支援するような接し方をすれば、患者さんはより動機づけられ、長期にわたり健康的な行動を継続するようになります（エドワード・LD、リチャード・F、桜井茂男訳、1999）。

MI では，当初から来談者の自律を尊重することを強調しています．自律を尊重したかかわりとは，臨床家が患者さん自身の自己決定を尊重し，自己を所有する感覚と自己が選択した責任も育むようにかかわることです（Ernst D, 2017）．

④ 是認

是認とは，来談者の強みや努力，意図などを探して認めることです．「是認」は来談者自身を「あなたは，自らの行動を自主的に選択することのできる，変化し，成長をする能力をもつ，価値のある人間」であるとして尊重することです．行動変容の歩みがどんなに遅くても，また，途中でその取り組みを止めていたとしても，患者さんが取り組んでいること，取り組もうとしていることに気づいて是認すること．これが受容という態度です．

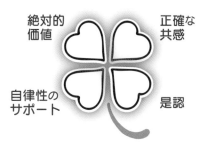

図 1-1 「受容」を構成する 4 つの要素

3）思いやり Compassion

『MI-3』に新しく加えられた精神が，この「思いやり」です．相手に共感しながら行動変容に向かう会話をしているのは，実は対人援助の場面だけではありません．例えば，有能なセールスマンなら毎日行っていることです．車のディーラーや不動産業者は押し売りのようなことはせず，顧客の話をよく聞きながら，顧客が自らの判断で契約するようにもっていきます．では，このような営業トークと MI の違いはなんでしょうか？　その答えは思いやりの有無にあります．MI は来談者の意思決定を面談者の利益になるように操るものではありません．あくまでも来談者の福利向上，来談者のニーズや利益を追求することが優先されます．この「思いやり」が面談の土台として加えられたのは，MI の面談スキルを活用して相手を操作することができるからです．ただし，先述したように相手を操作しようという意図的な試みは相手に伝わります．

「この面談は誰のため？」

もし，あなたが自分にとっての何らかのメリットを考えて面談をしているのであれば，それは MI というよりも営業トークになっていることを示すでしょう．

4）引き出す Evocation

「引き出す：喚起」　これは MI がもつ，もっとも独創的な面です．「なぜ行動を変えるのか？」という行動変容の重要性と，「その行動変容がどれくらいできそうか？」という行動変容への自信・自己効力感は本人にしかわかりません．「MI は喚起的である！」と表現されるように，「喚起：引き出す」も「自律」と同様に MI を MI らしくする要素です．

なぜ禁煙したいのか？　なぜ体重を減らしたいのか？　なぜ運動をしたいのか？　なぜ血糖を下げたいのか？　患者さん自らがなぜ変わりたいのか？（または，なぜある行動を変えたいのか？）

もし，自分の行動が変わるとどのような恩恵を得ることができるのか？

　これらの問いに，患者さん自らが答えることが行動変容の原動力のひとつになります．そのために私たち臨床家は，患者さん自らの考えや価値観を引き出すこと，ゴールをイメージしてもらうこと，慣れ親しんだ行動を変えたり，新しい行動を採用したりする意味について患者さんが自己探索する手助けをします．そして，解決策を一緒に考え，行動変容を支援します．来談者は自分自身の専門家として，過去の経験から何が変化を促進したり妨げたりするかを理解しています．

　MI は，認知行動療法のように，ストレスの対処法を教えたり，体重を減らす方法を提示してその方法どおりに行動を変えてもらったり，来談者に欠けている部分を補ったり，新たな対処法を教えていくものではありません．解決策や対処法も含め，患者さん自らがもっている資源を十分に引き出していくのが MI のスタイルです．

第5節　面談の4つのプロセス

　動機づけ面接では面談を4つのプロセスで示しています（図1-2）．ここでも面談をドライブに例えてみましょう．

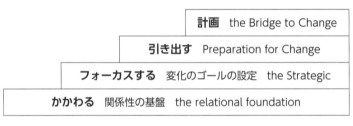

図1-2　面談の4つのプロセス

1. **かかわる**：私と一緒にドライブしませんか？
　　例：○○について私とお話ししませんか？
2. **フォーカスする**：どこに行きましょう？
　　例：今日は特に○○について話しましょうか？それとも△△
3. **引き出す**：そこで何をしたいのですか？行きたい理由を教えて！
　　例：○○をしたいと思っている理由は？
4. **計画**：準備するものは？いつ出発する？どの道で行く？
　　例：さて，いつ，どこで，何からはじめましょう．

　第一段階の「かかわる」は，これから一緒に治療へ向かう仲間として患者さんとの協働作業のスタートです．患者さんから「あなたとは一緒に行動変容について考えたくありません」と言われたら次の段階へは進めません．第4節で概観したように，面談のスピリットが「かかわる」の段階では基盤となります．通常の面談ではかかわりながら，患者さんの両価性を明確にしつつ，面談の話題を整理しています．そして，標的となる行動が明確になってきたら，患者さんからの行動変容の動機を引き出します．チェンジトークですね．実際に面談をしていると気がつくと思いますが，人は維持トークとチェンジトークを行き来しながら話していますので，面談の初期からこの2つの言語は語られています．ただ，

標的となる行動が不明瞭なまま面談を進めると，場合によっては，面談がおしゃべりや世間話になることもあり，面談の方向性を見失うこともあります．かかわりながら，目の前の人が何に困っていて，何をしたいのか？　という点を聞くためにも，チェンジトークと維持トークは注意深く識別しながら面談を進めることが重要です．第3段階の「引き出す」では，行動変容への弾みをつけ，計画への勢いをつける役割を担っています．面談を終える際には，いつから，何をどのように実施するのかを確認して終えます（計画）．

　さて，次の面談をご覧ください．この面談は，4つの面談のプロセスの中のどこかの段階が抜けています．さて，どの段階が抜けた会話でしょうか？

ケース1　高血圧と脂質異常症で定期受診中の患者（45歳，男性）

医師1 ： こんにちは．お久しぶりですね．息子さんとのスキーは楽しんでいますか？

男性1 ： ええ，はい．今年の雪はいいですね．息子と10回くらいは山に行きましたよ．息子もだいぶ滑れるようになってきました．

医師2 ： そうでしたか．息子さんも上達したのですね．楽しめたようでよかったです．
ところで，血圧の方は記録してみましたか？　前回いらっしゃったときに，頭痛がするということだったので薬を変えましたから，ちょっと気になっています かかわりながらフォーカスし面談の話題へ移行 ．

男性2 ： はい，毎日ではないのですが，先生からいただいた手帳につけてみました．

医師3 ： （手帳を見る）…ちょっとだけ教えてほしいのですが，薬は毎日飲んでいます？

男性3 ： （ぎくっ）ええっ…あの…実は…

医師4 ： （さっして）時々，飲まない日もあるのですね…

男性4 ： はい…．あの，忙しくて飲み忘れることがあって…

医師5 ： そうでしたか．できれば，忘れず飲んでほしいのです．お薬は1日経つと効果が切れてしまいますからね．

男性5 ： はい．そうですよね．わかりました．

医師6 ： それでは，今度また3週間後に来てくださいね．そうですね．1日1回の薬なので，朝食の後などに飲むと忘れないと思いますよ 計画：薬の飲み忘れない対策を医師が述べて終了 ．

男性6 ： はい，わかりました．

　この会話のどこが？　と思う方が多いと思います．この会話の中では，男性は自分の血圧管理と服薬の必要性について自分で語っていません．第3段階の「引き出す」という部分が抜けています．さらに，最後の医師6では，医師自らが患者さんの服薬するための計画を述べています．

　この面談事例のように，MI学習の初期段階においては，この「第3段階：引き出す」をスキップして計画段階へ進むことが多い傾向があります．

　それでは，どのタイミングでどのように第3段階の「引き出す」を差し込むことができるでしょうか？みなさんも考えてみてください．

もしかしたら，男性4の発話の後の医師5をこのように変えると患者さんから血圧管理の動機を引き出すことができるかもしれません．

医師5 ： そうでしたか…飲み忘れることがあることを正直に教えてくださって助かります．そもそも，ちょっと弱めの薬を出すようになったのって（カルテを見る）…

男性5 ： ええっと，もともと血圧が高かったんですが，父が脳梗塞で倒れたこともあるので，早めに（血圧を管理して脳梗塞を防ぎたい）…ということだったと思います 服薬治療を開始した理由と血圧管理の将来のメリット ．

医師6 ： そうでしたね…これまでのお話ですと，後頭部が痛いときに血圧を測定すると，高いことが多い，ということでした．

男性6 ： はい，それでお薬を変えてもらいました．

医師7 ： ご自身で手帳を見て気がついたことがあれば教えてほしいのですが…

男性7 ： はい…やっぱり睡眠不足のときとかお酒を飲みすぎた翌日なんかは特に，上の血圧が高いと思います．高いときと低いときの差が大きいのが危ないって話でしたよね．

医師8 ： はい，そうです．上の血圧がうんと高いときとうんと低いときの差が大きいのは気をつけたいですね．ですから，この日のように前日と比べて上の血圧がうんと高いのはちょっと避けたいですね（手帳を指差す）．

男性8 ： はい．わかりました．そういわれると，この日とこの日の上の血圧はかなり違いますね．この日は 120 だったのに，この日は 160 ですもんね．

医師9 ： （男性の話にうなずく）どうですかね～．お薬，忘れずに飲めそうですか？

男性9 ： ええ，かみさんにお願いして，毎朝，「父さん薬は？」と言ってもらうようにします．そうすれば，忘れないと思いますので… 計画：飲み忘れの予防策 ．

もう少し別な例で考えてみましょう．

次の会話は紳士服売り場の店員同士の昼休みの会話です．このようなダイエットに関する話題はとても頻度が高いと思います．

会話例 紳士服売り場の店員同士の昼休みの会話

男性1 ： あのさぁ，俺ってそんなに太ったかな？

友人1 ： どうした？　何かあった？

男性2 ： いやぁ～，毎年，年末年始に実家に帰っているんだけど，弟に「兄さん，毎年，なんか違うね．なんか，年々膨れているね」と言われてさ．

友人2 ： へぇ～そっかなぁ．毎日，職場で会っているから気がつかないなぁ．もしかしたら，たまに会うから変化がよくわかるのかな．

男性3 ： みたいなんだよね．

友人3 ： ジム行けば？　やせたいんでしょ？

男性4 ： …う～ん．ジムか…そうかな．でもなぁ，時間ないし，難しいなぁ．

この会話では，友人同士の話の中で，「膨れている」ということは，おそらく体重が増えている，そしてきっとやせたいに違いないと想像し，それなら運動したらいいのでは，と思い，友人は男性に「ジムに行けば？」と提案しています．この会話のように，「なぜ，体重を減らしたいのか？」という「動機」を相手から引き出すことをせずに，「どのように体重を減らすか」という方法論の話へとスキップすることは，普段の会話でも多いと思います．みなさんは，ああすればいいのに，こうすればいいのに，といろいろな考えをもっていますので，どうしても相手に自分がもっているアイデアを伝えたくなります．すると，この男性4のように「やっぱり運動する時間ないから」というように維持トークが発せられて会話が終わってしまいます．

　それでは，この会話に第3段階の「引き出す」を差し込んでみましょう．

男性1 ： あのさぁ，俺ってそんなに太ったかな？

友人1 ： どうした？何かあった？

男性2 ： いやぁ〜，毎年，年末年始に実家に帰っているんだけど，弟に「兄さん，毎年，なんか違うね．なんか，年々膨れているっていうか」と言われてさ．

友人2 ： へぇ〜そっかなぁ．毎日，職場で会っているから気がつかないなぁ．もしかしたら，たまに会うから変化がよくわかるのかな．

男性3 ： みたいなんだよね．

友人3 ： そっか，膨れている，というのは体重が増えているんだよなぁ．それが年々というと…．

男性4 ： そう，恥ずかしい話，実は20代の頃と比べると何キロだろう？　増えているのは確か（お腹をさわる）

：：ここから「引き出す」：：：：：：：：：：：：：：：：

友人4 ： そっか，俺たちってこのブランドの服をお客さんに売っているわけだから，体型は維持したいよなぁ．お客さんの中には，俺たちが着ているのを見て「これください」って言うし 複雑な聞き返し：やせたい理由を想像してみた ．

男性5 ： そうそう．そこなんだよ．先週，来てくれた常連さんに「あらっなんか貫禄ついたね！」といわれてさ．そろそろどうにかしたいと思って チェンジトーク（願望と理由）：お客さんからのコメントが変わりたい理由 ．

友人5 ： そっかあ，そろそろどうにかしたい時期なんだなあ．やっぱりお客さんにはかっこよくみられたいしなぁ 複雑な聞き返し：さらにやせたい理由を想像 ．

男性6 ： そうなんだよ．それに最近のトレンドを着こなしたいし，仕事できそう！　と思われたいし チェンジトーク（願望）：トレンドの服をかっこよく着たい，仕事できそうと思われたい ．

友人6 ： その気持ち，わかるよ．それで，どうするの？ 計画段階へ

男性7 ： 実は，それを考えていたんだよなぁ．お前さ，俺と同じシフトで動いているのに，どうやって体型を維持しているの？

友人7 ： 俺の方法が参考になるかどうかわからないけど，俺の場合は，夜は極力，食べないようにしているよ．特に夜の9時以降はね P 情報提供：相手の質問に答える ．

男性8	：	そっか．食事か．俺の場合，夜中の 12 時にカレーライス食べることがあるからなぁ．
友人8	：	夜中の 12 時にカレーか…それはボリュームあるなぁ．
男性9	：	そうなんだよ．翌朝，胃がもたれることが多いから，それをやめてみようかな 計画 ．
友人9	：	それ，いいんじゃないの．たぶん，夜中の食事をやめると効果が早く出るかもよ　A　是認：相手の取り組もうとしていることを強化 ．
男性10	：	ほんとに？　そっかなぁ．
友人10	：	うん，たぶん．だって俺も食事で何とか体重を減らして今の体型保っているから．

　この 2 つの会話例を見て気がついたと思いますが，普段の会話において，自分の願望を述べてもその背景理由を尋ねてくれる人は少ないでしょう．英語を話せるようになりたいんだよね，と話すとオンライン英会話がいいよ，英会話教室はあそこがいいよ，などと方法を教えてくれる人が多いでしょう．この本を手にとっている皆さんには，ぜひ，そこで，「英語を話せるようになりたいっていうのは…」と相手の動機を引き出すようにかかわってみてはいかがでしょう？　きっと，あなたに話した人は自分が取り組もうとしている行動の動機を引き出され，自らの言葉でさらに強化されるので，行動変容に弾みがつくと思います．

第6節　面談スキルの道具箱：OARS

　MI では，面談を進める際に特定のスキルを使います．それらのスキル 1 つひとつをみると特別なものはないように思われますが，スキルを組み合わせることによって，面談は MI 特有のリズムをもつようになります．専門家として患者さんに知識・情報を提供する場合，患者さんと協働的に意見や情報を交換する場合にも，MI 特有のスタイルがあります．ここでは，MI の道具箱ともいえる面談のスキルを紹介します．

　MI の面談ではおもに次の 4 つのスキル——「開かれた質問」（O：Open-ended Questions），「是認」（A：Affirming），聞き返し（R：Reflective Listening），「要約」（S：Summarizing）を使います．これらのスキルは頭文字をとって「OARS（オールス）」とよばれます．ボートやカヌーで使う "オール" をイメージして覚えるとよいかもしれません．では，OARS のスキルについて整理していきましょう．

1）開かれた質問　Open-ended Questions

　開かれた質問とは，Why なぜ，What 何を，How どのような，のように，「はい，いいえ」では回答できないような質問のことを指します．この質問は，面談において話題を設定するとき（「喫煙」，「薬の副作用」など話し合うテーマを設定する場面）や，患者さんへ自己探索を促すようなとき（変わりたい理由，願望，解決手段の探索など），そして患者さんが発したあいまい表現を明確化するときなどに使います．開かれた質問は以下のような特徴ももちます．
・どのように答えるかについて，話し手にある程度の自由がある
・（心の）ドアを開くようなもの→両価性を受容する
・治療者側が見過ごしている大事な情報を共有できる
・面談のプロセスに応じて考えを引き出せる

　この「開かれた質問」に対して，「閉じた質問」（Closed Questions）もあります．閉じた質問とは「はい」「いいえ」で答えられるような質問と，特定の情報を引き出すような質問です．
　以下に例示します．

＜「はい」「いいえ」で答えられる質問＞
　　・定期的に運動をしていますか？
　　・お菓子は食べないようにしていますか？
　　・野菜は食べていますか？
　　・ハローワークに行きましたか？
　　・お薬飲んでいますか？
　　・休肝日をつくっていますか？
＜特定の情報を引き出す質問＞
　　「どちらに住んでいますか？」　答え：「東京です」
　　「何歳ですか？」　答え：「78 歳です」
　　「和食と洋食のどちらが好きですか？」　答え：「洋食です」
　　「昨日，どのお薬を飲みましたか？」　答え：「コレステロールの薬を飲みました」
　　「吹奏楽部に所属しているそうですが，どの楽器を演奏していますか？」　　答え：「フルートです」

　閉じた質問は，アセスメントを目的としているときや相手から提供された情報を確認し，さらに新しい情報を収集する際に使われます．必要な質問ではありますが，面談・会話のなかであまり連続的に行われると，患者さんによっては査定されているような気持ちになり，「はい」，「いいえ」，「別に」，「わかりません」といった反応しかしなくなる方もいます．開かれた質問の良さは，患者さんの発話を引き出すことができ，事前のチェックリストや問診表などには記載されていない重要な内容を集めることができるという点にあります．アセスメントや情報収集を目的とする面談であっても，
「毎日歩くのは大変でしたね．どのような工夫をされたのでしょう」
「頭痛やめまいがして不安でしたね．体調が悪くなるときの兆候など何か思い当たることがあれば」
などの開かれた質問をときどき差し込んでみてはいかがでしょうか．あなたが患者さんに関心をもっていることが伝わると思います．

開かれた質問は，質問のタイミングと内容によっては，答えを出すために時間が必要な場合があります．実際に試してみるとわかるのですが，開かれた質問を連続でされると，負担がかかり疲れてきます．開かれた質問は「面談の舵取り」のような役割を担っているので，面談全体をイメージしながら面談の分岐点で活用したほうが効果的です．

　面談の4つのプロセスに合わせて考えると，以下のような質問のしかたはどうでしょうか．
　みなさんもそれぞれに考えてみてください．

かかわり　：どうしようかと迷っていることや困っていることって何でしょう？
　　　　　　もし，良ければ教えていただけますか？
フォーカス：今日は，特にどの話題について話しましょうか？　一番話したいことは何ですか？
引き出す　：○○をしたいと思ったきっかけって何でしょう？
　　　　　　○○を変えたいと思う理由を教えていただけますか？
　　　　　　もし，変わることができたら，どんなメリットがありますかね？
計画　　　：さて，いつから，そしてどこから手をつけましょう？
　　　　　　何からトライしてみましょうか？

2) 是認　Affirming

　MIスピリットの受容に含まれる「是認」は患者さんの強み，能力，長所，努力や意図を尊重する態度のことで，スキルとしての是認はそれらを言語化して相手に伝えることを指します．ただしここで重要なのは，対象者へのあなたの関心の高さと心の寄せ方のように思います．

　日本人は日常会話のなかで相手を是認する頻度が少ないと思います．Moyersがワークショップのなかで「是認が少ない国ほど"高価な是認"をしなくてはならないと思う．そして，MIの臨床家が是認するのであれば，すごい，やったね，わぁ，えらいなどの誰でもいえるような褒め言葉や賞賛ではなく"高価な是認"をすべきだと思う（Moyers TB, 2018）」と話していたことを思い出します．

　この言葉を受けて私は，「前回お会いした時よりもお肌の調子が良さそうです．禁煙，順調そうですね」とか「ハツラツとしていますね．食後のお散歩が続いているのですね」などのように，相手の変化に気づいて声をかけることも是認だと思いました．

　さらに，以下の例のように実際に患者さんが取り組んだことや行動に移したことなどを言語化して伝えることは「高価な是認」に近いのではないかと思います．

・「お食事変えるなんてすごいですね～！」
⇒「早速，栄養士さんからのアドバイスを実行されているのですね．食事に野菜サラダやおひたしを一品加えているのですね」
・「わぁ，頑張っていますね．えらいですね！」
⇒「手帳を見せてくださりありがとうございます．お薬を飲み忘れないように，手帳にシールを貼ったり印をつけるなどの工夫をされているのですね」

3）聞き返し　Reflective Listening

　聞き返しは MI の基盤となる主要なスキルです．この方法を通してカウンセラーは来談者への関心・共感・理解，そして受容を示し，来談者の発言のなかから解決の糸口を見出したり，方向性の変化を促したりすることも可能です（詳細は第 2 章）．

①　単純な聞き返しと閉じた質問

　MI の面談のトレーニングをしていると，単純な聞き返しと閉じた質問の区別が難しいことがわかります．同じ文章でも，閉じた質問の場合は語尾を上げ，聞き返しの場合は語尾を下げますが，語尾を下げることはなかなかできないものです．下記に例示してみます．

　　例：今日は良いお天気ですね？
　　　　今日は良いお天気…
　　例：お昼ごはん食べましたか？
　　　　お昼ごはん食べましたかね…
　　例：お薬を飲みたくないのですか？
　　　　お薬を飲みたくないのですね…

②　複雑な聞き返し

　複雑な聞き返しは，相手が言語化していない言葉の裏側を想像したり，相手の言葉の意味を少し増幅させてみたり，否定的な言語を肯定的にリフレームしてみたり，言葉の裏側にある感情や気持ちを言語化してみるなどいくつかの方法があります．話し手をあらゆる角度から映す三面鏡の鏡のようなイメージでしょうか．ふだんは見ることのない自分の横顔を見たり，後頭部を見たときに「あらっ！」とはじめて気づくことがあるでしょう．複雑な聞き返しには，自分では気づかなかった視点や考え方，物事の切り取り方等を臨床家からの聞き返しで気づくという側面があります．また，もやもやしていて自分の感情を言語化できない場合にも，臨床家が「悔しかった」「寂しかった」「理解してほしかった」「本当は○○だった」などと感情を言語化するお手伝いをすることで，患者さんが落ち着くこともあります．

　これまでの私の経験から，複雑な聞き返しは，相手の頭の中にあるイメージと臨床家のイメージをすり合わせる作業だといえます．そのため「なぜ？」と相手から答えを引き出すのではなくて，「あなたの言葉の背景をこんな感じで想像してみたのですが，合っていますかね？」と確かめるようにします．聞き返しは相手に共感を示すひとつの形で，特に複雑な聞き返しのスキルが上達すると患者さんと円滑にパートナーシップを構築できるようになります．

③　単純な聞き返しと複雑な聞き返し

　単純な聞き返しと複雑な聞き返しをもう少しみてみましょう．

　単純な聞き返しは，図 1-3 の氷山が海面から出ている部分のように，相手の発した言葉をそのまま繰り返すか，もしくは，少し言い換えます．この聞き返しは相手に寄り添っていますよ，と伝えることができます．複雑な聞き返しは，海面下の氷山を想像しているようなイメージで，相手の思いを推測することです．図のように「意志が弱い」という患者さんがいたら，これまでの会話を考慮して「今の自分に不満なのかな」「もしかしたら，自分で決めたことが最後までできなかったのかな」または「他人の意見に振り回されたくないのかな」などと推測して，それを患者さんに返します．

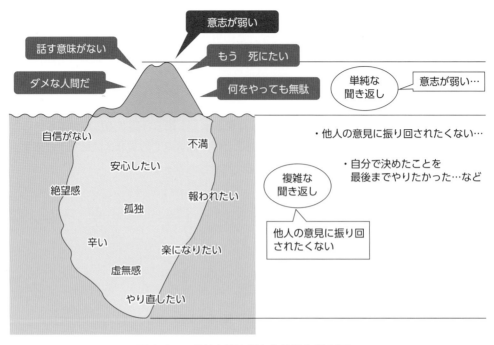

図 1-3　　単純な聞き返しと複雑な聞き返し

4）要約　Summarizing

　4つめのスキルは要約のスキルです．要約にもいくつかの種類がありますが明確な区別がないものもあります．

①　集めのサマライズ

　これまでに来談者が話した話題を集めるスタイルです．情報を収集してその情報を伝え返し，対話を進めていくものです．サマライズをすると臨床家も患者さんもこれまでの面談のポイントや流れを確認することができます．集めのサマライズと，次に述べるつなぎのサマライズには明確な区別はありません．

②　つなぎのサマライズ

　来談者がそれまでに発言してきたことだけでなく，それに付随する情報をもまとめることができるスタイルです．今日話した話題を以前の内容と関連づけることもできますし，ある話題とある話題の関連性を示すこともできます．つなぎのサマライズをする際には，現状維持の発話の後でチェンジトークをもってくるようにします．そして，「しかし」「が」などの逆接の接続詞は使わず，「そして」や「その一方で」などの接続詞を使います．

　　例　「あなたがおっしゃったことをまとめると，イライラしたときの対処法としてタバコは役に立っている，（そして）その一方で，朝起きたときの口臭や痰の絡み，階段をのぼるときの息切れも気になっているのですね．

③ 転換のサマライズ

　面接の方向を選んだり変えたり，ある課題から次の課題へ移ることを明確にするための要約です．「さて…ここまでの話をまとめると…．次は…」という感じになります．下記の例は「計画」へ移行するときのサマライズです．

> 例　「さて，ここまでのお話を整理してみますね．お医者さんからのお話だと，どうもお子さんの喘息は自分のタバコが原因かもしれないということで，お子さんの病気も気になるし，子どもからタバコくさいと言われるのも辛い．タバコには気分を変える役割があるものの，最近では職場も禁煙化が進んできて，タバコを吸いたくても肩身が狭くなってきている．そろそろタバコについては考える時期が来ているような気がするということでしたね．今，こうして私と話してみて，これからどうしてみたいですか？」

　私がMIを学び始めたときに真っ先に練習をしたのはこの「要約」でした．なぜなら，相手の話を正確に，ポイントを押さえて覚え，それを言語化して返すのは難しかったからです．最初は，相手の話を忘れまいと必死にメモを取っていましたが，このスキルが上達するにつれてメモを取らずに話に集中できるようになりました．さらに，要約が上手になると，来談者からのチェンジトークが増えました．要約が長めの聞き返しで，これ自体が是認の役割も果たすことがわかってきました．

　また，OARSの最初がOで開かれた質問から会話がスタートし，A是認，R聞き返しで会話を進め，S要約で会話のポイントを押さえていく．要約には，「困っていること」，「今日の話題」，「なぜ変わりたいのか」そして「今日はどこまで話して何に合意したのか」などをお互いに確認できる役割があります．私にとって要約は，一緒に地図を見ながら「今日はここまで来たね」と現在地を確認するようなそんなイメージです．

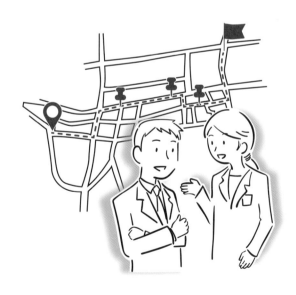

2型糖尿病における患者中心の血糖管理の決定サイクル

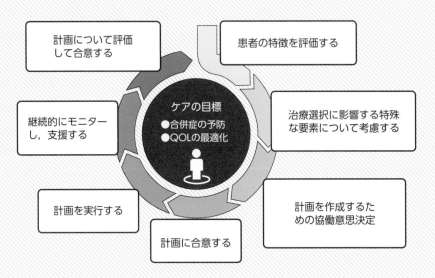

Management of Hyperglycemia in Type 2 Diabetes, 2018. A Consensus Report by the American Diabetes Association（ADA）and the European Association for the Study of Diabetes（EASD）Diabetes Care 2018 Dec；41（12）：2669-2701.

　2018年発表の米国糖尿病学会（ADA）/欧州糖尿病学会（EASD）によるコンセンサスレポートには「患者を中心とした」血糖管理が掲げられています．合併症の予防と患者QOLの最適化をケアの目標に据え，詳細な決定サイクルを定めているもので，印象的なのは「計画を作成するための協働意思決定」の項に，動機づけ面接，ゴールセッティング，シェアードディシジョンといった言葉が登場していることです．

　日本糖尿病学会による『糖尿病診療ガイドライン2019』でも，血糖コントロールの目標は「患者の年齢や病態などを考慮して患者ごとに設定する」と明記されました．糖尿病治療の目標は健康な人と変わらない生活の質（QOL）の維持と寿命の確保，となっています．今後の糖尿病診療では，食事療法のカロリー設定，運動療法，薬剤の選択といった基本的な事柄についても根幹から見直すことになります．「協働的な意志決定」「患者中心の個別治療」といった考え方は，今後ますます重要になっていきます．

　動機づけ面接は患者中心療法に目標への方向性を加味した点が特長のひとつです．医療者は医療の専門家，患者は患者自身の専門家，という視点を重視し，医療側は情報提供を，患者は自らの理解を主軸に置きます．治療計画とは2人の専門家がお互いを理解・尊重し合って合意し決定し続けていくことを意味します．動機づけ面接と糖尿病治療とは，元来親和性が高いといえます．

（村田千里）

第2章

かかわる：患者さんとの関係性の構築

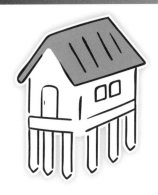

計画 the Bridge to Change	
引き出す Preparation for Change	
フォーカスする 変化のゴールの設定 the Strategic	
かかわる 関係性の基盤 the relational foundation	

図　面談の4つのプロセス（図1-2再掲）

第1節　関係性の基盤をつくる心構え

　「かかわる」は面談における最初のステージであり，患者さんとのかかわりを開始し，その後の関係性を継続するうえでの「基盤」となります．上図をみてもおわかりのように，「かかわる」ステージは下辺をしっかり支えるように位置づいています．家を建てるときの「基礎」のようなものかもしれません．基礎は傍目には見えなくても家そのものの根幹をなすものです．それと同様にどんなに現場が忙しく，皆さん自身が気ぜわしくしていたとしても，このプロセスは，患者さんとの協働的な関係，治療同盟の形成，作業同盟を結ぶ基盤として大事なプロセスです．

　待合室で何時間も待たされている患者さんや定期受診中の患者さんなどは，以下のように実にさまざまな思いを抱えて待っていることでしょう．

　「一度は，病院に来ておかないと，職場の健康管理室から電話くるからなぁ」

　「私，ここに来て良かったのかな？　診断がつかないほうがいいかもしれない」

　「私の症状とか悩みって先生に相談するようなことではないかもしれない．どうしようか？」

　「うちの家系には糖尿の人はいないのに，なぜわたしだけ…」

　「ちゃんと食事と運動はしたんだけど，検査結果が悪かったらどうしよう…」

　「また，説教されるだけかもなぁ．でも，今日しか時間が取れないから受診しておかないと」

　また，健康診断後の保健指導の現場では，面談に来る際に明確な解決の方向性をもって，面談を自分の行動変容の方法として活用しようという意欲的な人は少ないようです．

　「早く仕事に戻りたいから，適当にうなずいておこう」

　「何度も同じ話をされるのは嫌だけど，30分の我慢…」

　「なんで自分だけ呼ばれているんだ．俺よりも悪いやつなんてたくさんいるのに」

「もう少し，お酒を抜いとけばよかったかな．次回はうまくやっておこう」

「また，禁煙の話だろうなぁ，タバコをやめようがどうしようが本人の自由だろうに」

　このように面談自体へ抵抗をもっている来談者に対して，相手の意向，考え，思いを尋ねることもなく，アセスメント中心で指導的な面談を行うと会話の雰囲気はさらに悪くなるでしょう．面談時間が制限されている場合は健康診断の事後指導に限らず，多岐にわたります．非常に忙しい臨床現場では，最初のプロセスを飛び越えて，診断や治療のために患者さんからの事実確認や情報収集を行うことが中心になることもあるでしょう．しかし，かかわりを省くことで，結果的には多くの時間を費やすことになります．かかわりに割く時間は少なくても良いので，面談のスタートとして「スモール・トーク」と呼ばれる何気ない日常会話から始めてみる，継続受診者であれば，事前に患者さんの情報を確認し，ある程度思い出してから面談に臨んでみる．あなたが患者さんを覚えている，ということは患者さんにとっては嬉しいことだと思います．また，何気ない話題から会話がスタートすると，面談の滑り出しは穏やかでお互いにリラックスできます．ここで気をつけることは，これらのささいな会話はあくまでも面談開始の円滑油のような役割なので，必要以上にその話題を深める必要はなく，すぐに次の質問へ移行することです．

　以下，短い会話ですが，医師と患者さんの会話をみてみましょう．医師が患者さんとかかわりながら面談を進めています．医師と患者さんの会話はわずか7往復ですが，患者さんの家族背景を考慮した会話でスタートし，血糖管理という面談の方向性へ舵を取り，患者さんの取り組み状況を確認し，取り組んだことやスタイルの変化を是認し，何をしたいのか引き出し，具体的な計画段階まで進んでいますね．

ケース2　定期受診の患者（Bさん，46歳，女性）

医師1 ： こんにちは．今日も暑いですね．そろそろ夏休みも終わりで，娘さんの学校も始まりますね．

患者1 ： こんにちは．はい…やっと学校が始まります．ちょっと寂しい気持ちもしますが，これで少し，自分の時間がもてます．

医師2 ： 娘さんが学校に行っている間，少しは自分の時間を楽しめそうですね．夏休み中のことも含めてここひと月，血糖管理はいかがでしたか？もし，よろしければ，うまくいっていることと，ちょっと難しいなぁ，ということがあればそれぞれ教えていただけますか？

患者2 ： はい…　暑いせいもあって，食後のウォーキングがなかなかできなくて…　ただ，野菜から先に食べる，というのはできています．

医師3 ： 食べる順番について管理栄養士からアドバイスがあったことを，毎食，実行されているのですね．今年の夏は連日30度を超えていますので，この暑い中で毎日歩くのは，かなり辛かったと思いますよ 是認：本人の努力と行動．

患者3 ： はい…　毎日は無理でした…　せっかく食事を頑張っているので，運動を継続できればもう少し，体重も落とせたのでは，と思うのですが…　（残念そうに下を向く）

医師 4 ： そうは言っても，少し，あごの線が引き締まったように見えますね．体重も 1 kg 落ちています．この暑いなか，週に何日間か歩いてみたのですね 是認＋複雑な聞き返し：仮説検証 ．

患者 4 ： えっ！本当ですか？　はい，実は…．先生にそう言っていただけると嬉しいです．実は週に 2 日は歩いたんです．それも 40 分くらい．

医師 5 ： そうでしたか．40 分って長いですね 是認 ．

患者 5 ： はい．日中は暑くて具合悪くなりそうなので，夜にうちの旦那と一緒に歩いたんですよ．

医師 6 ： B さん，地道にできることをちゃんとやっているじゃないですか．今年の夏は残暑が厳しいので，そんな中，歩ける時間をみつけて歩くなんてなかなかできないですよ 是認：本人の行動や強み ．やっと最近，気温も下がって来ていますね．まだ残暑が厳しいときもあるかもしれませんが，これからどうしましょうかね？ 開かれた質問次の計画を引き出す ．

患者 6 ： そうですね〜…　ええ，もう少し体重を減らしたいので，毎日は無理でも週に 4 日は歩いてみようかと思います．

医師 7 ： ええ，週に 4 日ですね．毎日じゃなくても食事面での取り組みがノッているようですし，週 2 日から週 3，4 日に増えると成果に繋がりそうですね 是認：本人の取り組もうとしている意図 ．

患者 7 ： はい，やってみたいと思います．それでは先生また．先生も忙しそうだからカラダに気をつけてくださいね．

　この原稿を書いているときに，知り合いの先生の言葉を思い出しました．非常に患者さんが多いある日の外来．スタッフからは「先生，早く患者さんまわして」とせかされるし，待っている患者さんは増えて行く一方でした．そのとき，いつも定期的に受診している患者さんの番になったので，「この患者さんはいつもの方だからパッパとすませよう」と思ったそうです．最初のかかわりを省略して本題に入ろうとすると，その患者さんは何かを察したのか，いつもはあれこれと言わないのにごねはじめたとのことでした．患者さんからも思いも寄らない抵抗が生じて，診察時間は逆に長引いたそうです．この医師の話を聴きながら，定期的に受診している患者さんでさえも，自分とのかかわりが軽んじられたと思うと不協和を起こすのです．忙しいときこそかかわりを大事に丁寧に面談することが，最終的には効率的な面談につながるのだと思いました．

　みなさんも経験的に感じているように，この「かかわり」は臨床家が相手をどう感じるか，そして患者さんが臨床家をどう感じるかという双方向の関係性から成り立っています．ここ数年，患者さんと医療者の関係性について「患者さんは医者のいうことを聞いていればよい」というパターナリズムと「患者さんのことは患者さん自身が良く知っている」という消費者主義に加えて「共有意思決定：shared decision making（SDM）」という対話が推奨されています．臨床家と患者さんはお互いの立ち位置と視点は異なりますが，同じ病気と関心事について話しており，臨床家と患者さんが協力してヘルスケアの選択を行うための対話です．患者さんの好み，価値，ライフスタイルなどを尊重し，患者さんのもつ情報と医師のもつ情報を交換し，目標の共有を経て治療法を選択する．ひとつの意思決定に患者さんと臨

床家が共にかかわることです（中山健夫，2018）．SDM と MI は，患者さんに積極的に治療に関与してもらう，自律性を支援し自己決定を尊重するという共通点があり，親和性が高いといえます．今後，糖尿病治療に限らず，不確実性が高いが決断をしなくてはならない，という状況下において意識される対話のスタイルだと思われます（Elwyn et al, 2014）．

　最後に，かかわりが順調かどうか，うまくいっているかどうかは，患者さんが診察室から出ていくときの表情，そして再び面談に来てくれるかどうかである程度わかるでしょう．患者さんのプライバシーが守られ，安心して自分自身を見つめ，考えることができる環境で，臨床家が患者さん自身の言動や存在そのものを否定，否認せずに正確に理解することは，面談全体を安定化させます．しかし，常に自分の価値観を棚上げし，ゼロポジションで相手の話を聴くのが大変なときもあるでしょう．面談の合間，面談者であるみなさん自身も深呼吸をしたり，背伸びをしたり，窓を少し開けたりと，前の面談からの流れを切り替えることも大事かもしれません．

第2節　患者さんの頑張りにスポットライトを当てる

　私が，ワークショップの機会に，「是認はほめたり賞賛したりすることとは異なります」と話すと，では，相手を承認したり褒めたりすることはダメなのですか？と聞かれることが多々あります．私は，会話は関係性の上に成立するので，相手とあなたの関係性次第だと考えています．あなたが承認したり褒めたりすることで目の前の患者さんがさらにやる気になったり，行動変容への弾みがついているのであれば，そのまま面談を継続すれば良いのだと思います．ただ，承認にしてもほめるにしても，心から相手に言葉を届けることは非常に大事です．言葉はあなたの気持ちを届けるものです．うわべだけの口先だけの言葉であれば，相手も「あ〜，適当におだてておけばいいって思われているなぁ」と気づきます．面談のリトマス試験紙は患者さんや目の前の人の反応です．

　禁煙外来をはじめ，医療機関で治療を受けようと受診されている患者さんのなかには，あれもこれもやったのに，うまくいかなくてしょうがなく病院に来ている方や，会社や家族にしつこく言われていやいや受診している方も少なくありません．皆さんも，「なぜこんなにひどくなるまで受診しなかったのだろう？」「もっと早く来ればよかったのに」と心の中で思うことがあるかもしれません．そのようなときこそ，目の前の患者さんの気持ちを想像して声をかけてみてはいかがでしょう．
　「病院に来るのは気が進まなかったかもしれませんね．それなのにこうして足を運んでくださったのですね」
　「お忙しい時期にもかかわらず，仕事の都合をつけて来てくださったんですね」
　「もしかしたら，片道2時間近くかけていらっしゃったのでしょうか」
　「大雪で足元が悪い中，時間を守ってくださったのですね」
　「何度も禁煙にチャレンジされたのですね」

　どのように反応するかは患者さん次第です．ほめる，承認する，是認する，といった分類はさておき，とにかく臨床家の皆さんが患者さんの努力，取り組みなどにフォーカスを当て，それらを言語化してみてはいかがでしょう．どのような言葉がその方に届くかわかりませんが，皆さんからの是認は患者

さんがドロップアウトしそうになったときに，治療に参画する意欲を高めることにつながります．

　ここで，病院の待合室での看護師と患者さんとの会話を紹介します．

ケース3 **病院の待合室での会話**（Cさん，35歳，男性）**と
看護師Mさんとの対話**

　病院の待合室で実際にあった看護師と患者さんとの対話です．看護師のさりげない気配りがCさんの心をとても穏やかにしていることがわかると思います．

看護師1	：	こんにちはCさん，お久しぶりです．先ほどカルテをチラッと見てきたのですが，HbA1cの値も安定していますし，空腹時血糖も，そして，中性脂肪などもいい感じでコントロールされていますね．どうやって取り組まれているのですか？
男性　1	：	こんにちは．Mさん，本当にお久しぶりです．僕のこと覚えていてくれたんですね．
看護師2	：	もちろんですよ．30代で営業職，お子さんもまだ小さかったですよね．仕事も家庭も忙しくされているにもかかわらず，定期受診は必ず来ていますし，ここ数カ月，とても血糖のコントロールが良いですよね
男性　2	：	本当ですか？　そう言ってもらえると頑張っている甲斐があります．正直なところ，どうして自分だけこんな目に遭っているんだろう，他の連中がおいしそうにお酒飲んでいるときも，自分はいつもお酒の量を考えないといけない．大好きなラーメンも量を減らさないといけない．ちょっと食べ過ぎたと思うと，早めに職場を出て一駅多く歩かないと，といろいろと気をつけてやっとこんな感じなんですよ．
看護師3	：	節酒，食事量，運動と3つも取り組まれているのですね．ときどき息切れしそうになるところを，踏ん張ってここまで取り組んで結果を出しているのですね．私たちCさんのこと見ていますから．応援していますからね．
男性　3	：	ありがとうございます．はい，見ていてもらっていると思うと安心です．声かけてくれて嬉しかったです．

　この看護師さんが私に次のように話しました．
　「私たち医療職ってうまくいっていない患者さんのことばかり気にしてしまうのですが，こうして頑張っている患者さんにこそ，息切れしないように，燃え尽きないように，声をかけていかないと，と思っています．だって血糖管理や血圧管理って生きている間，ずっと続くものですからね」と．
　そのお話を伺いながら，心がとても温かくなったのを今でも覚えています．この男性は，その後も定期的に病院を受診しながら順調に良好な血糖値を維持されているということでした．皆さんの近くにも，この男性のように目立たないけど頑張っている患者さんがいるはずです．是非，さりげなく声をかけてみてください．皆さんからの声かけ自体が患者さんにとっては「是認」です．

しあわせのバケツ

　アメリカでお母さんが選ぶ絵本大賞の第一位に「しあわせのバケツ　Have you filled bucket today?」という絵本があります．

　一人ひとり，みなそれぞれに目には見えない心のバケツを持っています．このバケツが前向きな思いや気持ちで満たされるととても幸せな気持ちになり，空っぽになるととても寂しくて満たされない気持ちになる．誰かに意地悪をしたり，悪口を言ったり，無視したり，けなしたりして相手が悲しむようなことをすると相手のバケツも自分のバケツも空っぽになる．相手に笑顔で挨拶をしたり微笑んだり，良いところを褒めたり，感謝したり，親切にしたり，優しい言葉をかける．すると，相手のバケツも自分のバケツもいっぱいになる．幸せのバケツをいっぱいにするのは楽しくて，簡単なこと．朝，地下鉄を掃除している人に「おはようございます」と声をかけることだったり，荷物が重くて困っている人がいたら，ちょっとだけ手伝ってあげたり，バスで辛そうに立っている人がいたら席を譲ったり，子どもと目があったらニッコリと微笑んだり．人を幸せにすると自分も幸せになる．与えることは受け取ること．

　このコラムを書きながら大学1年生の学生たちが私の心のバケツを満たしてくれたことを思い出しました．ある日，非常に消耗した状態で5時間目の授業へ向かったときのことです．朝9時から18時までノンストップで授業が入っている曜日でした．教室に入ると「北田先生，5時間の授業，おつかれさま　HAPPY LOVE」とハートマークがちりばめられたホワイトボードが私の目に飛び込んで来ました．嬉しいやら恥ずかしいやら…でも，肩の力が抜けて優しい気持ちになったのを覚えています．

　是認，承認，褒める，どのように受け止めるかは相手に任せて，家族，友人や仲間など，少しずつ，普段から，できれば毎日，感謝の気持ちを小まめに伝え，誰かのしあわせのバケツを満たすお手伝いをしてみはいかがでしょう．予想外のHAPPYと出会うこともあるかもしれません．そして楽しそうです！（Carol M & David M 2006, TOブックス）

第3節　関係性の基盤をつくる面談のスキル：複雑な聞き返し

　臨床家の優れた聞く力（正確な共感）はMIの根幹的なマイクロスキルである「聞き返し」を通して行われます．私もこのスキルの習熟には非常に時間がかかりました．経験上，このスキルが習熟するにつれて相手との信頼関係を構築する時間は短くなるように思います．患者さんが「この人，ダメ出ししないで，最後まで自分の話を聞いてくれる．わかってくれそう．話が通じる」と思った瞬間，患者さんの表情は変わります．きっと，この変化はあなたにも伝わっているはずです．

　ミラーは以下のようにトレーナーマニュアル[注釈1]で述べています．

注釈1：Motivational Interviewing Training New Trainers Manual（TNTマニュアル）は，動機づけ面接を教えるトレーナーを対象に作成されており，Motivational interviewingの第3版（2012年）の出版後，2014年に改訂されました．そのマニュアルの中でも複雑な聞き返しの演習が非常に多く含まれています．http://www.motivationalinterviewing.org/sites/default/files/tnt_manual_2014_d10_20150205.pdf

「優れた聞く技術（正確な共感）はMIの基本です．共感的に聞くことが楽に自然にできるようになるまでは，それより先に進むことは困難です．なぜならMIのあらゆる要素は良い傾聴の上に成り立つからです．カール・ロジャースの来談者中心的な在り方なしでは，MIはうつろなうわべだけのものとなってしまいます（The skills of good listening (accurate empathy) are fundamental in MI. Until empathic listening becomes comfortable and natural it's difficult to go much further because everything else in MI builds on good listening. Without the person-centered way of being described by Carl Rogers, MI is hollow.)」

1）コミュニケーションエラーの背景理解

MIでは，優れた臨床家の聴く力として複雑な聞き返しのスキルの習熟が重視されていることは先に述べたとおりです．実際に私たちが会話をしていると，相手の言葉を聞き違えることもありますし，相手が伝えたいことと，自分が理解したことが異なっていて，お互いに確認しないままに作業を進めた結果，最初のエラーが徐々に大きくなって最終的には大きな失敗へとつながったという苦い経験もあるでしょう．

さて，以下の会話ではどこでコミュニケーションエラーが起きているでしょうか？

（会話例）

上司1 ： 最近，君，のってるね（運がいいね．昨日も契約取ってきたみたいだし）．

社員1 ： （えっ「盛ってる」…どういうこと？もしかして，最近，睡眠不足気味だから，化粧はかなり濃いかも？）
ええ，すみません．ちょっと寝不足が続いているのでしっかり目に（化粧を）しています．

上司2 ： （えっ，寝不足としっかりめって何？　とりあえず，寝不足は大変だ．）うん？
ああ～，そうか，睡眠不足か．頑張っているんだな．無理しないようにな．君は僕たちのチームの期待のホープだからね．

社員2 ： はい（わぁ，嬉しい）．ありがとうございます．

短い会話ですが，「乗っている」を「盛ってる」と聞き間違えたので，会話がずれてきていますが，上司2が「寝不足（＝睡眠不足）」，という言葉に反応することで何とか会話が成立したようです．

図2-1をご覧ください．先ほどの上司の言葉にあるように，多くの人は常に思ったことを全て言語化しているわけではありません．上司1で「昨日も契約取ってきたみたいだし，運がいいみたいで，乗ってるね」と相手に伝えれば，社員も「はい，最近はツイています」と応えたかもしれません．この図でみると，話し手が自分の考えを正確に表現していない，というエラー1が起きていますね．次に，社員は「ノッてる」と「盛ってる」と聞き間違えています．これはエラーの2ですね．さらに，女性社員にしてみれば，おそらく顔色を明るくするためにもしくは，疲れを隠すために化粧を念入りにしていたのでしょう．「盛ってる＝化粧が濃い」と解釈したようです．つまり，エラーの3も同時に起きています．

社員1で「ええ，すみません．ちょっと寝不足が続いているのでしっかり目に（化粧を）しています」と，女性が自分の考えを正確に言語化してないので，さらに上司も困っているわけです．

ここで，

社員1 ： すみません，最近ちょっと睡眠不足が続いていて，顔に疲れが出るのを隠すために
しっかり目に化粧をしているんですけど，濃いでしょうか…？

と尋ねれば，上司は「えっ僕は化粧のことを言っているわけではないよ．乗っているね！最近，契約を
立て続けに取ってきているし，いいねと言ったんだよ」と話したかもしれません．

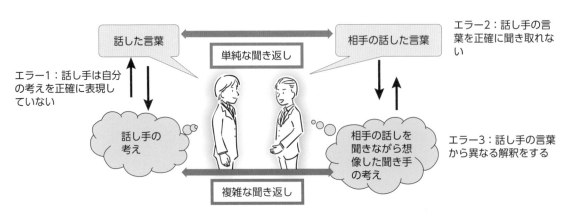

図2-1　コミュニケーションエラーが引き起こされる背景

　このように短い会話の中においても，エラーの1からエラーの3は起きています．

　相手は自分の思っていることや考えていることの一部しか言語化していません．また，エラー2とエ
ラー3はほぼ同時に起きますので，聞き間違えをするとその後の話しの展開が複雑になります．

　このようなコミュニケーションのエラーは頻繁に起きますので，皆さんも自分の周りから聞こえてく
る言葉に注意を向けてみてください．

　たとえば美味しそうにパフェやアイスを食べている女子学生たち．口々に「このアイスやばいよね」
と言っているのを聴くと，あなたは「？？？」と思うでしょう．「やばいって不味いってこと？　不味
いのにどうしてニコニコしながら食べているの？」と思うでしょう．この女子学生たちは「このアイ
ス，とっても美味しい．美味しすぎて食べ過ぎてしまうから，体重増えてやばい（困ったことになる，
という意味の若者言葉）かも」という文脈の最後の「…やばいかも」だけを言語化しているのかもしれ
ません．

　このエラーの2については「単純な聞き返し」で避けることができそうです．次の私と学生の会話を
ご覧ください．

(会話例)

学生1 ： 先生，私の友達が先生の授業をとっているんですけど，授業に出てますか？

私　1 ： そうね…出てはいるけど，途中から消えるのよ．

学生2 ： 消える．

私　2 ： そう．最初の数回は休まずに授業に出てくるのに，5回目以降になると授業の欠席
が増えて，出てこなくなるのよ．

学生 3	：	あ～っそういうことか．先生，私の友達って授業の途中で教室から出ていくのではなくて，授業を休むようになるんですね．
私 3	：	そうそう．さすがに授業中に出て行くことはないわ．
学生 4	：	それを聞いてちょっと安心しました．

　この会話をみると，学生は単純な聞き返しをしたことで私から「消えるのよ」の背景を引き出していますね．私は欠席しがちになる…というのを正確に表現していないので，学生の単純な聞き返しで学生の友人が授業を休みがちになるということを言語化することになりました．このように「単純な聞き返し」はコミュニケーションエラーを早期に解消する役割があります．

　次にエラーの 3 についてみてみましょう．以下の会話例は，MI では「複雑な聞き返し」を用いて表出された言葉から，言外の思いや気持ち，そして言語化されていない価値観などを理解しようと試みる聞き返しです．

（会話例）

社員 1	：	最近，ちょっとキツくて…
あなた 1	：	キツイ…　大変そうだね（単純な聞き返し：大変そうだなぁ，なんでキツいのかなぁ？？？）
社員 2	：	ええ，昼休みもないんですよね．新しい上司，容赦なく仕事を詰め込むんですよ．
あなた 2	：	新しい上司…　あのマシンガントークのあの人ね．休み時間くらいほしいよね，ひと息ついて考えたいし（複雑な聞き返し）．
社員 3	：	まったくそのとおりなんですよ．ずっと動きっぱなしだとミスが出そうで…．

　この場合だと，仕事を詰め込まれて困ることを想像して「考える時間がほしいのかな？」と仮説を立てて聞き返してみたわけです．その結果，社員 3 で「そうなんです…　ミスが出そう」と新しい情報が引き出されていますね．この仮説が外れていたとしても「いや，そうじゃなくて，実は…」と話してくれることが多いです．ですから，皆さんは仮説を立てるときに「当ててやろう」と思うよりは「こんな感じで想像してみたけど，どうかしら？」という気持ちで聞き返したほうが気持ちも楽になると思います．

　臨床現場では，目の前の患者さんから「イライラしている」「むかついている」「余裕がなくて」といった言葉が聞かれることがあると思います．しかし，患者さんの多くは，その一言の背景を事細やかに言語化しないことの方が多いでしょう．もしかしたら，「職場で休んでいる人がいる」「仕事が忙しい」「食事をする時間がとれない」「会議が多い」「子どもの体調が悪くて自分のことをかまっていられない」「夫が単身赴任」「介護が始まった」などの状況があるかもしれませんね．また，「もったいなくて」と言って食べる糖尿病患者の言葉の背景には，もしかすると「食べることは生きること．食べ物を大事にしなくては」という価値観があり，糖尿病が気になっていても，食事量を減らせないのかもしれません．臨床家の優れた複雑な聞き返しは，患者さん本人も気づいていない言外の思いや価値観に気づく機会にもなります．

2）複雑な聞き返しの種類

ここではもう少し複雑な聞き返しのスキルについて整理してみましょう.

職場の健康診断後の事後指導において，男性職員が「タバコの代わりに加熱式タバコにするので」とあなたに話してきたら，あなたはどのように聞き返しますか？（表2-1）

表2-1　聞き返しのバリエーション

来談者：「タバコの代わりにアイコスにするので」		
「タバコの代わりにアイコスにするのですね…」	➡ 単純な聞き返し	
「アイコスは，カラダへの害がまったくない…」 （ゼロなんですね…，何の問題もないと…）	➡ 増幅した聞き返し	複雑な聞き返し
「自分と周囲の健康が気になる…」	➡ 裏の意味を取る	
「急にタバコをやめるのは不安…」	➡ 感情・価値観の聞き返し	
「いつかはタバコから解放されたい…」 「ゆくゆくはやめられたら…」	➡ リフレーム（否定的な言語を肯定的に言い換える）	
「タバコの代わりにアイコスに変えるものの（一方で），できれば，アイコスも含めタバコを手放せたらという気持ちもある…」	➡ 両面をもった聞き返し	

面談者の「聞き返し」のバリエーション

＊アイコス…加熱式タバコの商品名

複雑な聞き返しにはいくつかの種類があります．これらの聞き返しのなかで，来談者からの間違い指摘反射を誘発する聞き返しが，「増幅した聞き返し」です．この聞き返しは何度も使うと不協和を引き起こすことがありますので，相手の反応をみながら活用してみてくださいね．「両面をもった聞き返し」は来談者の発言のなかにある両価性を際立たせる聞き返しです．

相手に聞き返すときには，先ほど話したばかりのこと，以前から取り上げられていたことなども含んで聞き返します．片方に現状維持，もう片方には変化に向かう考えや感情を取り上げます．「あなたは○○のように感じているものの，（その一方で）○○とも」という文言を使います．この両面をもった聞き返しは両価的な患者さんとの面談において非常に効果的です．何が効果的かというと，面談の初期，特に「かかわっている」段階では，「やめたいけど…」と非常に迷っている状態ですから，「やめたい」という言語ばかりを意識的に選んで聞き返していると，患者さんが徐々にイライラしてきます．それは，自分のもう片方の「やめたくない」という気持ちを無視されたと思うからです．2つの気持ちを言語化することで患者さんは安心します．ただ，この両面をもった聞き返しの際には2つのコツがあります．1つめは，「しかし」「～だけれども」という（＋逆接の）接続詞は使わないことです．先述の要約のコツと同じですね．たとえば，「タバコはやめたいけど，やっぱりやめられないのですね」という発話の場合，タバコをやめたい，という気持ちは打ち消されてしまい「やめられない」という部分が強く印象に残ります．ですから，「やめたい」という気持ちと「吸いたい」という気持ちを天秤に乗せるイメージで，「やめたいのですね」そして「吸いたいのですね」と2つの気持ちを話すようにします．

2つめは，人は最後の言葉に反応して言葉をつなげるため，変化に向かう言葉を後ろのほうにもってくることです．

下記に会話例を示します．

（会話例）

面談者 ： 「タバコをやめたいのですね．そして今は，<u>その時期ではないのですね…</u>」

来談者 ： 「そうですね．今，<u>やめる時期ではないと思いますので</u>もう少し考えます」（変わらない方向で会話が終わる）

（次に，変化に向かう言葉を後ろにもっていく）

面談者 ： 「やめる時期について迷っているのですね．そして，<u>どこかのタイミングでタバコをやめたいのですね</u>」

来談者 ： 「そうですね．<u>今すぐは自信がありませんが，</u>いつかはやめたいと思っています（変わる方向で話が続きそう）

3）複雑な聞き返しをするときのコツ（複雑な聞き返しのつくり方）

動機づけ面接を学習し始めたとき，私にとっての大きな壁は「複雑な聞き返し」をどのようにつくるか？ということでした．そこで，価値観ワードをみながら，この価値観をどうやって行動化するのだろう？と想像してみたり，この行動はどのような環境要因とセットで引き起こされているのだろう？と考えてみたり，行動と感情の関係について考えている中で，次のような図（図2-2）を作成しながら練

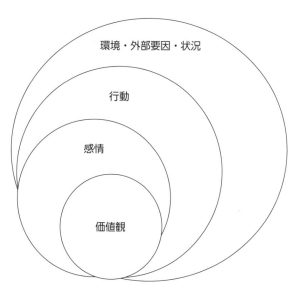

図 2-2　仮説検証するときの聞き返しのつくり方
（北田のオリジナル）

習をしてみました．すると，意外とこれが役立つので，最近はこの図をイメージしながら相手の話を聴くようにしています．

以下にこの図の使い方について紹介します．

① スローガンを達成するための行動目標を決める

　会社でプロジェクトチームなど新しい組織が作られるとチームのスローガンを考えることがあるでしょう．教育現場でも学級運営の際に目標を決めることがあります．「風通しの良いチームにしましょう！」「チームワークを大事にしましょう！」「One for All，All for One」などでしょうか．これは，その組織が大事にする価値観だと思うのです．もうお気づきのように価値観を表す言葉は具体的ではありません．

　たとえば，風通しの良い職場って？　と考えるときに「毎朝，10分のミーティングで前日の報告をする」とか「相手の目をみて挨拶をする」とか「書類はオンラインで共有し，誰もが閲覧できる」など，具体的な行動レベルで考えることが，スローガンやゴールに近づくうえでの明確な行動目標になります．

② あいまいな言葉から具体的な行動を引き出す

　お母さんが子どもに「ちゃんと勉強しなさい」「ちゃんと服を着なさい」「ちゃんと寝なさい」ということがあるでしょう．この「ちゃんと」というのは勉強する，服を着る，寝る，という動詞と一緒に語れるものの非常に曖昧な言葉です．ちゃんと勉強する，というのは子どもにとっては「机の前に座っていればよい」と思うかもしれませんが，おそらくこのお母さんは「宿題をしてから遊びなさい」という意図かもしれません．この「ちゃんと」というのは会話の中でお互いの理解に齟齬が起きやすい言葉だと思います．どのような状況でどのような行動を取ることが「ちゃんと」ということなのかをお互いに確認したほうが良さそうです．

　「ちゃんと連絡するように」「ちゃんとホウレンソウするように」というのは職場において頻繁に耳にします．部下が想像する「ちゃんと」と上司が思う「ちゃんと」がずれているとお互いに不信感をもつきっかけになります．ですから，具体的な行動で合意したほうが良いと思います．

　たとえば，「ちゃんと報告する」⇒「報告書は会議終了後から2日以内にメールで送るように」とか「会議前の資料は前日のお昼12時半までに見せるように」などです．

　仕事上のすれ違いは，特に上司にとっては現場で何が起きているのかがわからないと「不安」という気持ちと連動します．不安という感情は増幅しやすいので，あまりにも増幅すると「怒り」として表出される場合があります．「急にさ，うちの上司怒りはじめて」というのを耳にすることがあります．もし，この本を手に取っているあなたが職場の管理職であれば，部下や同僚とのコミュニケーションにおいて，特にあなたが避けたい状況や不安に思うことがあれば，相手に伝え，してほしくないことよりも，してほしいことを具体的に明確に伝えたほうが良いと思います．

　それでは，以下の会話をみながらこの円の図を見てみましょう．久しぶりに社内でばったり会った同僚が「最近，やばいんだよ」「いろいろあってさ」「ぼちぼちいくわ」とあなたに言いました．これらの言葉はどれも曖昧で，その言葉を聞いた人はそれぞれに自分の中で「どういうことなんだろう？」と想像することになります．このポイントは「何が？」と相手である友人に質問せずに会話が進む点です．

あなた1	：	あれ〜っ　久しぶり．元気にしている？　最近会わないけど．
友人　1	：	いや〜ちょっといろいろあってやばい感じでさ…
あなた2	：	（確か，春から部署が変わっていたな．それから，彼女ができたってうわさで聞いたなぁ） もしかして，新しい部署にまだ慣れないのに仕事の量が増えて休みがないとか 状況と行動の組み合わせで仮説を立ててみた ．
友人　2	：	そうそう．よくわかるなぁ．休みがないから，彼女とデートもできないよ．それに，俺が仕事ばかりで休日もないから怒っててさ．
あなた3	：	休日までだとそりゃ，彼女も怒りそうだなぁ．彼女との時間は取りたいし，仕事の責任もあるって感じなんだなぁ 価値観として彼女と責任かなと仮説を立ててみた ．
友人　3	：	まぁね，仕事を責任もってやるのも大事だけど，実は体調悪くてさ．仕事しても誰も評価はしてくれないし，そこそこにしないと，カラダ壊しても辛いのは自分だし，彼女にも逃げられてしまうかもしれないし…．
あなた4	：	（仕事をしても評価されていないのか．それに体調も）そっか，そりゃ「やばい」って言葉も出るな．確かに，上司に感謝されたり，誰かが見てくれるならともかく，カラダ壊すまで仕事はしたくないよな 複雑な聞き返し＋単純な聞き返し：価値観 ．
友人　4	：	そうそう，仕事はさ，そこそこにしたいよ．健康第一だよ．だから，今週末は休むことにするよ．聞いてくれてありがとうな．
あなた5	：	うん，またな．少し休むと気持ちも上向くかもなぁ．
友人　5	：	そうだな．少し休むよ．

　面談の深さを考えていく際に，どうも，面談が深まらないなぁ，と思う時には「状況の明確化」だけを実施しているのかもしれません．状況をいくら明確化しても「何がどう困っているのか？そして，本人が望む行動が何なのか？」がわからないと行動変容へ結びつく面談にはなりません．この会話例の場合，「あなた役」の人は仕事，パートナー，責任，休養と健康，という価値観ワードをさりげなく引き出しています．この友人は最終的には「健康」という自分の価値観に気づいて「休養すること」を決めました．休まずに仕事をしている友人をみると「休んだら」と声をかけたくなるでしょう．そこを我慢して，相手に寄り添った聞き返しをすると，話し手は聞き手であるあなたを通して自分自身を見るようになります．良い聞き手は相手を映し出す鏡のような存在になることがあるのです．自分のことは毎日鏡で見ているはずなのに，その鏡が曇っていてあなた自身を見えづらくしているときがあるかもしれません．聴き手の聞き返しは，その曇っているあなたの鏡を少しずつ拭いていくような作業にも似ています．

　また，少し深刻な話題のときなどは，少しユーモアを含むメタファーを使うような聞き返しにより，面談が和やかになることもあります．私が以前，仕事の量が非常に多くて食事の時間も休日もない，と話したところトレーナーの一人が「○○のような超売れっ子アイドルみたいだね」と声をかけてくれたことがありました．そのメタファーを聴いて，なんだかおかしくなってふきだしてしまったことがあります．

「頑固で融通がきかなくて」という場合,「自分の考えを持っていて,筋を通すことが大事」とか,「行動が遅くて」という場合は「慎重に動くタイプ」などのように,ネガティブな言葉ばかりを自分自身に投げかけている来談者さんの場合には,リフレームを使いながら,その人の強みにフォーカスが当たるようにすることもできます.

　私たちは,それぞれに課題や問題を乗り越えていけるだけの能力や資源があります.ただ,時々その存在を忘れてしまい,無力感を感じることがあります.優れた聞き返しは,話し手自身が見えなくなっている能力,可能性,強み,資源に気づき,話し手を勇気づけることにもなります.

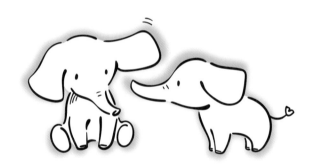

第3章

フォーカスする：面談の方向性を決める！

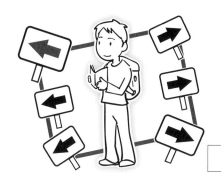

計画 the Bridge to Change		
引き出す Preparation for Change		
フォーカスする 変化のゴールの設定 the Strategic		
かかわる 関係性の基盤 the relational foundation		

　面談の第2段階であるフォーカスは，面談の方向性とゴールについて臨床家と患者さんが合意し，共通のゴールに向かって進むために非常に重要な段階です．そして，動機づけ面接（motivational interviewing，以下MI）は特定の標的行動が話題とならない場合，MIではないともいわれます（Moyers TB，2018）．フォーカスが不明瞭な面談をドライブに例えると「結局，今日はどこへいくの？」という感じです．フォーカスは面談の目的に沿って行われるので，面談時間が短いと，臨床家はついついかかわりをスキップして標的行動を決めようとすることもあるかもしれません．しかし，かかわりが不十分なまま，患者さんとの信頼関係が形成される前に標的行動の話題へ進むと，不協和が起きることもあります．面談の次の段階である「引き出す」「計画する」へ移行するためにも患者さんとかかわりながら，フォーカスしましょう．

第1節　面談の方向性とアジェンダ（話題）

　患者さんと臨床家が扱う話題について，情報源からポイントをみてみましょう（「MI-3」chapter 8 参照）．

1）患者さん側の関心や懸念
　面談の方向性を考える際，患者さん本人のニーズ（求めること）へ応える，という面談があります．
　患者さん自身が抱える心配や懸念を解消するために面談が行われる場合は，臨床家が患者さんからのリクエストに喜んで応じられるのであれば，そのまま面談を進めていくことができます．
　例：「年齢相応の体型になりたいので運動をしたいんですよ」
　　　「そろそろタバコをやめる必要が出てきました」
　　　「最近，よく眠れなくて，夜中に何度もトイレに起きるのです」

「ここ数カ月，血圧が安定しなくて心配です」　など

2）施設やサービスを提供している「場」のもつ方向性

　患者さんが病院・施設やサービスを選択した時点で，ある程度，面談の方向性が決まります．例えば，泌尿器科を受診した患者さんが目の違和感を訴えた場合，他科や他の病院を紹介することになるでしょう．同様に，禁煙外来を受診した来談者に対して，食生活の改善が面談の中心となることは，最初は考えにくいでしょう．

3）臨床家のもつ専門知識

　3つめの要素としては専門家のもつ知識です．臨床家は患者さんからの話を聞くなかで，これまでの知識と経験から，患者さんが希望する結果を得るために，他の話題も考慮する必要性に気づくことがあります．例えば，頻繁に耳鼻科に子どもを連れてくる母親がいるとします．その母親からタバコの臭いがすることに気づいたとき，医師であるあなたは，母親も含めた周囲の喫煙について話題にしたいと思うでしょう．また，ダイエットを何度も繰り返している男性が，スポーツクラブへの入会と運動について話題にしているとき，パーソナルトレーナーのあなたは，食事の内容やアルコールの飲み方や量についても話題にしたいと思うこともあるでしょう．私自身の経験では，就職活動中に面接評価の悪い学生が，研究室に相談に来ることが多々あります．彼らの話を聞きながら，服装や髪型，化粧などをさりげなく見て，第一印象と外見について話題にしたいと思うことがあります．

　臨床家が，面談の初期において，子どもの中耳炎と喫煙との関係性を話題にしたり，ダイエットと飲酒を話題にすることが難しくても，面談を重ねるなかで情報提供ができる機会もあるでしょう．来談者と臨床家がゴールについて合意していれば，臨床家の役割は，来談者が話題とした行動とゴールとの関係性に気づけるように支援し続けることです．

第2節　フォーカスの3つのシナリオ

1）面談の方向が明確な場合→引き出す段階へ

　皆さんの目の前に座る患者さんのなかには，健診結果をみて「血糖値高値：糖尿病の疑いあり」「心電図所見：心肥大の疑いあり」などの健診結果を見て自分で調べ，どうすればよいのか考えて，実際に行動に移している人がいます．また，糖尿病を専門とする医療機関を調べ上げ，病院の口コミランキングを参考にし，院内のどの医師の評判が良いのかまで調べて受診する方，周囲の知り合いに病院や医師の評判を聞いて確認したうえで主治医からの紹介状を持参して受診する方もいるでしょう．

　受診した結果，患者さん自身が想像していた以上に，改善すべき生活習慣が多く，服薬治療も含めた他の選択も考慮すべき場合があるかもしれませんが，いずれにしても面談の方向性は明確なので患者さんとのラポールを構築し，第3段階「引き出す：喚起」および第4段階「計画」のプロセスへ移行します．目の前の患者さんの意欲によっては「計画」段階へ一気に移行することもあります．しかし，いざ具体的な行動計画を立てるにあたって患者さんから「やっぱり，無理なのでやめようかな」などの維持トークが増えたり，計画の具体的な話題を避けるような言動が生じてきたりしたときには，いったん「計画」から「引き出す：喚起」のプロセスに戻りましょう．焦りは禁物です．

2) 目標行動を選ぶ際にいくつかの選択肢がある場合→課題設定を行う

　1回の面談の中で多くの話題を網羅しようとすると面談の効率が低下します。話題をいくつかに絞る場合は，患者さんの希望と臨床家側が必要だと思う話題のバランスを取ることが最終目標となります。話題を決める際にはいくつかの方法があります。

　まず，ストレートに聞くこともできます。次の例のように，面談時間についてあらかじめ合意しておくことで，面談の効率が維持できるかもしれません。

　㉑　「今日の面談時間は15分から20分を予定しています。2から3つほど話題があると思いますが，何について話しましょうか？」

　また，これまでの面談内容を引き継ぎながら面談の焦点を絞ることもできます。

　㉑　「これまでのお話を伺っていると食事と睡眠，体重管理，仕事量の調整などを懸念されているようですが，今日の面談では何から話しましょうか？」

　さらに，話題をひとつに絞ることについて躊躇する場合は以下のように伝えることもできます。

　㉑　「あなたにとっては，20分という時間は短いかもしれませんね。ですから少しでも効率よく話しをするために話題を絞る必要があります。ただ，話題を絞ったとしても物事はよく関連し合っていますので，ひとつの話題で何かが変わり始めたら，他の部分にも影響を与え始めることがあります。話題がいろいろと思い浮かぶと思いますが，その中でもひとつだけ選んでみてください。すぐに思い浮かぶのは何でしょうか」

　なかには，上記のような臨床家の提案について同意しない方もいらっしゃいます。そのような場合も，相手の反応を自然に受け止めながら，面談を続けてみましょう。ここでは合理的かどうかではなく，面談がうまくいかなければ，また後で戻ってくれば良いと考えるようにしましょう。

　また，図3-1のようなアジェンダマップを作成して臨床家と患者さんで目標行動をあげていく方法も課題を整理するうえで効果的です。このとき，描く円の大きさで重要度を区別することもできます。大きな円はより重要度が高いもの，小さいものは多少なりとも重要度が低いもの，という具合です。

3) 目標行動が不明瞭な場合→明確化する

　いざ面談をはじめると「なんとなく気分が優れないのです」「将来が不安で…自分のキャリアについて考えたいのです」「とにかく海外に行きたくて…」など，来談者の不安や希望が漠然としているときがあります。これは，面談の地図を広げてみたものの，実際にはどこへ何のために向かうのかがあやふやな状態です。漠然としたままで話しを進めると面談が迷走します。このようなときは，アジェンダマッピングを活用したり，ブレインストーミングによって，話題を明確化することが必要です。

　例えば「健康について懸念があります」という場合には，具体的にどのようなことが心配なのか，話題にしたいことは何か，そして，優先したい話題は何か，というようにゆっくりと考えていくことが先決でしょう。または，「今，もっとも重要だと思うことはなんでしょうか？」「なるべく早く解決したいことはなんでしょうか？」と緊急性の高い話題を尋ねる方法もあります。

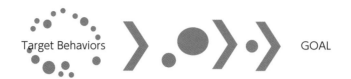

Target Behaviors　　　GOAL

　ここでは，面談のアジェンダ（話題）の絞り方を考えてみましょう．以下は，私がワークショップの際の演習シートとして作成したものです．最初はこのような手順で話題を絞ってみてはいかがでしょう．

〔作業 1〕　面談で取り扱うテーマを明確にする

　面談のテーマは，減量，血糖管理，血圧管理，就労，復職，貯金，飲酒，子育てなど多岐にわたります．キャリアデザイン，ライフプランなどが面談のテーマの場合は，取り上げる話題も多くなります．

　図 3-1 は糖尿病の血糖コントロールに関連する話題です．

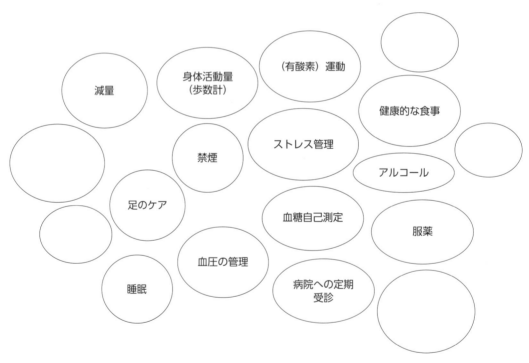

図 3-1　糖尿病の血糖コントロールに関連する話題
(Steinborg MP & Miller WR, 2015 を参考に北田作成)

〔作業 2〕　面談のテーマと関連する話題（アジェンダ）を書き出す

　図 3-1 のように，臨床家がある程度，血糖値をコントロールするうえで話題となりそうな要素を書いておきます．その内容を患者さんに見てもらい，患者さんから出てきた話題を加えていきます．空欄の風船も 4,5 つ用意しておくと良いかもしれません．

（会話例）医師と糖尿病患者 D さんの面談

産業医 1　：　…ここまでのお話しで，D さんが血糖値をコントロールしたいのは，ご自身が退職したあとに安心して，趣味である山登りや奥さんと一緒に温泉めぐりをするためということでしたね．それでは，ここからは，もう少し具体的に何から取り組むか，話題を整理しましょう．
　　　　　　　　　ここに，風船がたくさんあります．私が，これまで多くの患者さんとお話してきたことから，D さんにとって大事かもしれないという話題を書いてみました．この項目以外でも思い浮かぶことがあれば教えていただけますか？

D さん 1　：　はい…　え〜っと…，お菓子のことがないのでお菓子のことを加えたいです．それから，働き方とか休日の過ごし方もふくめて考えてみたいと思います．

産業医 2　：　はい，教えていただきありがとうございます．それでは，"お菓子""働き方""休日"の 3 つを加えますね．（追加の話題は赤文字で示す，図 3-2）．

D さん 2　：　はい．

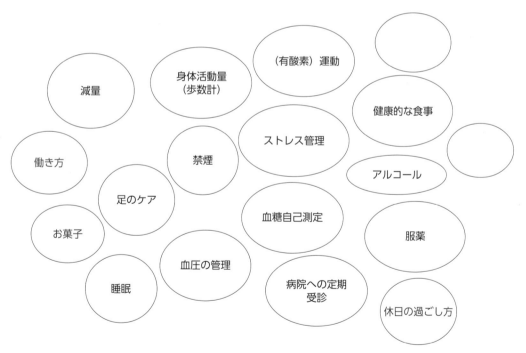

図 3-2　D さんから追加された話題

〔作業3〕　面談を進めながら話題を絞る

　面談を進めながら，徐々に話題を絞っていきます．どのように話題を絞っていくかを先ほどの会話例の続きでみていきましょう．

産業医3　：　さて，今日の面談は15分です．その中ですべての項目を取り上げることができるかもしれないし，できないかもしれませんので，特に話題として取り上げたいものを3つほど選んでいただけますか？　そして，もしよろしければ，その話題を選んだ理由も簡単に教えていただけますか？

Dさん3　：　そうですね…．まずは，運動ですかね．血糖管理で大事っていわれているものの全然できていないので．次に，そうだなぁ，薬の飲み忘れが気になっていますね．3つめ…　う〜ん（あんまりいいたくないけど），後はお酒ですかね．残業が多いとどうしても飲む量が増えます（話題としてDさんが「働き方」を追加した理由がここで明らかになった）

　なお，あなたが専門家として緊急性が高いと考える話題があれば，情報を交換のスキル（EPE）でそれを伝え，その話題も含めて話すかどうか，患者さんと意見を交換し，お互いに今回の面談における話題について決めましょう．

〔作業4〕　面談の中で取り上げたいものを3つほど選ぶ

　話題として取り上げたいものを選び，それに優先順位をつけます．来談者が優先順位をつけることを希望しなければ，優先順位をつけず複数の話題を並行して進めていきます．また，臨床家が専門家としての考えを述べたい場合は，患者さんから許可を得てから述べましょう．

　では，先ほどの会話例の続きをみていきましょう．

会話例 （続き）

産業医4　：　教えてくださりありがとうございます．今，選んでいただいた3つの話題について，ひとつずつ取り上げて考えてもよいですし，もしこの3つが関連して合っているのでしたら，一緒に考えることもできます．なんとなく，この3つの話題の背景にはDさんの働き方が関係しているような気がします．ご自身ではどのように思われますか 開かれた質問で引き出す ．

Dさん4　：　実は，きっと働き方を全体的に見直さないと…と思っていたところなんです．食事も運動も服薬も関連しているんですよね．

産業医5　：　ご自身で仕事の仕方を少しでも変えないと血糖管理が難しい，ということに気づいていたのですね．

Dさん5　：　はい．ですから，この3つを扱ううえで仕事のことを外すわけにはいきません

産業医6　：　それでは，働き方と関連して話題を2つくらいに絞ってみるとか…．

Dさん6　：　はい，そうなるとやはりお酒は考えないとですね．運動はその後（お酒の後）かも．薬の飲み忘れも何とかしたいですね．

〔作業5〕 話題の絞り込み要約をして，今日の面談で話したい話題を絞る⇒引き出すプロセスへ

　今回の会話例のように3つの話題が併行して進む場合があります．血糖管理やダイエットの場合，食事面（食事の量やバランス，頻度など），間食（時間帯，1回量，内容など），運動（週末の歩行やジムでの運動），身体活動量（歩数，通勤時の移動手段，筋トレなど），セルフチェック（体重測定と記録，睡眠時間など）など複数の行動への取り組みが改善へつながります（コラム　多すぎず・そして少なすぎず！〜複合的行動変容とMI p. 53参照）．

　次への面談を進めるために，「ここまでのお話を整理すると…」と要約をしてみましょう．

（会話例）（続き）

産業医7 ： そうすると，働き方とお酒，薬の飲み忘れが関連しているので一緒に考えてみたいのですね．

Dさん7 ： はい，でも薬は手帳にチェックしたりすればすぐにできそうです．血糖が落ち着かないと心配なので，この際，服薬する時間を決めて飲みます．ただ，仕事とお酒の件は考えると憂うつになります．

産業医8 ： 早速，薬については具体的に飲み忘れの防止策が浮かんだのですね 是認 ．もしかしたらDさんにとってのお酒は，仕事のご褒美として，もしくは，嫌なことがあったときの気分転換なのでしょうかねぇ… 複雑な聞き返し：状況の仮説検証 ．そうなるとその飲酒を控えるとか飲まない日というのを考えるのは気が重い気もしますね 複雑な聞き返し：感情 ．ただ，そうはいっても血糖が安定しないと仕事に集中できない．残業の多さも気になっている…．

Dさん8 ： そうです…ね．残業をする→よくやった自分→ごほうび→お酒を飲む→飲みすぎっていう感じです．だから，残業を減らしたいと思うのですが，頼まれると断れなくて．

〜続く〜．この先は引き出すプロセスへ移行

　この会話例では行動変容の背景に「働きかた」がありました．アジェンダマップの変形型として，図3-3，図3-4のような使い方もあります．

　図3-3のように，話題の関連性を矢印でつなげてみると，この事例のDさんのように実は「働き方」を考える必要がある，という隠れたアジェンダがみえてくることがあります．また図3-4のように，面談において話したい話題をすべて書き込んだ後，1回の面談で話す話題を絞りこむと，その話題に集中できるので面談が効率よく実施できると思います．

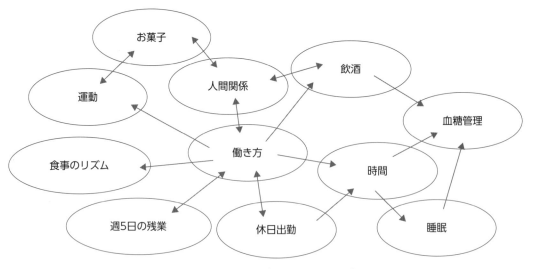

図 3-3　アジェンダマップの活用法①
（面談の話題とその関連性を矢印で示す）

（Sylvic N，2017 p. 21 を参考に北田作成）

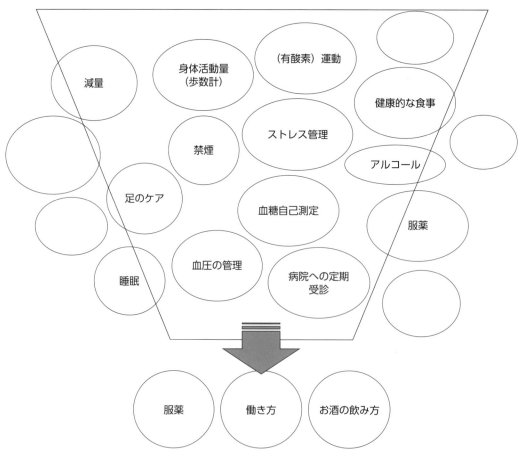

図 3-4　アジェンダマップの活用法②
話題を絞り込んでいく

（2018 年 MINT プレワークショップで作成した演習シートを北田がさらに改変）

多すぎず・そして少なすぎず！

～複合的行動変容（Multiple Behavior Change：MBC）と MI

ある健康行動上の問題が単独で存在しないことは，多くの臨床家にとっては既知のことです．2型糖尿病では減量や運動の実施，薬物療法，フットケアや眼科の定期検査，血糖自己測定などを複合的に行うことが血糖管理を良好に維持していくために必要ですし，アルコールやニコチン依存のような嗜癖では病識，衝動的な行動のマネージメント，飲酒や喫煙のきっかけに対するセルフモニタリングとその際の代替行動の形成などを複合的に実施することが重要です．慢性疾患の治療でベストの結果を得るために，さまざまな習慣の行動変容を必要とすることを複合的行動変容（Multiple Behavior Change：MBC）と呼びます．ただし，一度に扱う行動変容の数は 2 から 3 程度がアウトカムの改善として最適であり，同時に多くの行動変容を求め過ぎては介入効果が下がること，そして，動機づけの低い集団に対して，適切な数の行動変容を取り扱うことは，動機の維持と目標へのコンプライアンス向上につながることが報告されています．

(Wilson, K. et al. : When It Comes to Lifestyle Recommendations, More is Sometimes Less : A Meta-Analysis of Theoretical Assumptions Underlying the Effectiveness of Interventions Promoting Multiple Behavior Domain Change. Psychol Bull, 141 (2) : 474-509, 2015.)

第4節　臨床家と患者さんで優先順位が異なるとき

臨床家が患者さんと面談を進める際にもっとも困るのは，患者さんと臨床家とで話題としたい標的行動が異なるときでしょう．図 3-5 は行動変容に関する臨床家と患者さんの願望をマトリクスにしたものです．患者さんが話題にしたいことと，臨床家が話題にしたいことが一致する場合と異なる場合とがあります．

A と D は，お互いが同じように思っている話題なので，比較的円滑に面談が進みそうです．　D は双

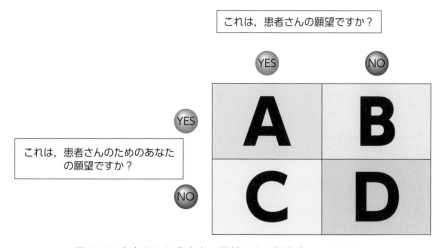

図 3-5　患者さんと臨床家の願望による優先度のマトリクス

方ともに話題として取り上げる必要性を感じていないので無理に話題にすることはないでしょう．おそらくもっとも面談が困難なのは，BとCになります．これは，臨床家側の願望と患者さん側の願望が合致しないことを示しています．MIは，図の「B」の話題，つまり患者さんの両価性が解消されていないとき，その両価性を一定の方向に解消するように面談を進めるスタイルとして発展してきました．変化のステージ理論における「熟考期」の対象者がここに含まれます．しかし，「熟考期」ではなく，一見すると両価性がない「前熟考期」の場合もこのBに分類されます．ただし，専門家であるあなたにとって，患者さんの将来を見据えたうえで見逃すことができない行動であれば，矛盾を拡げながら面談を行っていくことが必要になるでしょう．

　もう少し具体的に考えてみましょう．臨床家と患者さんとで解決に向かう方法が異なる場合がありますね．例えば，血糖管理の仕方は，皆さんもご存知のようにいくつもの方法があります．臨床家が「飲酒量の管理が必要」だと思っていても，患者さんからは「運動をしたい」と提案してくることがあります．両者とも血糖管理の重要性を認識しているにも関わらず，標的となる行動が異なるのは珍しいことではありません．臨床家は，どちらかというと結果を出すための最短ルートを考えるのに対して，患者さんはより準備性が高い行動を選択する場合があります．ここでの「飲酒量の管理」は図3-5ではBに，運動についてはAかCに位置する話題でしょう．患者さんが運動をしたい，と述べたのは運動をすることへの両価性がある程度解消されているからかもしれません．このように，「運動実施については準備性が高いものの，食事の管理については低い」「糖質制限には前向きなものの，運動実施には消極的」というように，標的となる行動の一つひとつにおいての準備性は人によりさまざまです．

　行動変容の重要性について合意ができているのであれば，どの行動から取り組むかは，さほど大きな問題にならないことがあります．まずは，患者さんの現状認識と願望や希望を理解し，患者さんが喜んで前向きに始めることが行動変容の第一歩となります．動機は行動変容のエンジンです．まずは，患者さんの行動変容への意欲を高め，それを行動に移す．次に臨床家であるあなたの提案をしてはいかがでしょう．おそらく患者さんはあなたの話に耳を傾けると思います．

　"はじめの一歩"を踏み出すことが肝要だと思います．

　『動機づけ面接 第3版』の中に「思いやり」が加わった理由は，臨床家が使うスキルが「操作的」になることが考えられるからです．臨床家の言動は，患者さんの選択に影響を与えます．皆さんがなんらかのねらいや意図を持って面談に臨むことがあるかもしれません．そして患者さんの願望や選択，行動変容の方向性について（なんらかの）影響を与えようと試みるときもあるかもしれません．しかし，どのような行動やライフスタイルの変化も，最終的には患者さんの価値観や目標，利益を尊重するものでなければならないのです．MIは臨床家のためではなく，患者さんの利益を最大化するために実践されるべきで，MIの基盤としてのスピリットに"思いやり"が加えられた理由もここにあります．

第5節　情報交換のためのスキル：EPE

　会話には指示的スタイル，追従的スタイル，ガイド的スタイルの3つがあることを第1章第3節で紹介しました．臨床家が意見やアドバイスを伝える指示的スタイルに対し，来談者の話を意見やアドバイスを差し挟まず純粋に受け入れて聞く追従的スタイルでは，臨床家より来談者の発話量が多くなります．これらのスタイルの中間にあるものがガイド的スタイルです（図3-6）．

ガイド的スタイルについてここでは第1章よりもさらに具体的に見ていきましょう．

　あなたが旅行代理店を訪れた場面を例に考えてみましょう．あなたは，旅行プランを考えるとき，どのような人に相談したいでしょうか？

　窓口の担当者は，まずあなたに次のような質問をするでしょう．

　「いつ，どこへ行きたいのですか？」「何日間，滞在したいですか？」「そこで何をしたいのですか？」「どんな旅行がお望みですか？」「予算と旅行日数は？」「パッケージツアーが良いですか，それともすべて自分でコーディネートなさいますか」などなど．もしかしたら，窓口の担当者はこれらの質問に加えて，さりげなく「これまで海外旅行へいったことは？」「年間にどれくらい旅行されていますか？」などの情報も引き出しながら，目の前のお客さんがどれくらい旅慣れているのかも把握するでしょう．これらの質問へのお客さんからの答えをもとに，あなたに合いそうなプランをいくつか提供しつつ，さらにあなたのニーズを引き出し，あなたの反応を見ながら次の情報を提供するでしょう．

　あなたのニーズはあなたが知っています．一方，旅行代理店の人は旅行に関する専門知識を豊富にもっています．ですから，ふたりの専門家が互いのニーズや情報を交換する協働的なやりとりによって旅行プランができあがっていきます．一方的に提供されたプランだと，旅行中に何かトラブルが発生したり，嫌な出来事に出くわしたりすると，旅行代理店への不満が出るでしょう．代理店が強くすすめるから○○したけど，本当は××だった．やっぱり……という具合です．しかし，一緒に考えたプランであれば，つまり，プランの作成にあたり，あなた自身が主体的にかかわったプロセスであれば，もし，たとえさまざまなトラブルが起きたとしても，イベントとして受け取ることができるでしょう．

　これは，ヘルスケアにおける治療同盟とどこか似ています．旅行代理店の担当者は，あなたの希望を聞きながらも，専門家として危険な場所を勧めないでしょう．また，あなたのニーズをだらだらと聞き続けることもしません．なぜなら，あなたの後ろには待っているほかのお客さんがいるからです．

　皆さんの中には，患者さんから以下のように言われた経験があるかもしれません．

　「来いっていうから病院に来てやっている」

　「この薬を飲めというから飲んでいる．検査結果が悪いのは自分のせいではない」

　「歩けっていうから歩いているのに…」

という「▲▲しろっていうからやっているのに，全然良くならない」という患者さんからの発話の裏には，どこか臨床家への抵抗が含まれているに感じます．そして，このような患者さんからの発話を聞くと，臨床家の多くの方が，患者さんが自分の病気と向き合っていない，他人事だ，主体的に捉えていない，やる気がないと思うのも無理はありません．このような臨床家と患者さんとの噛み合わないコミュ

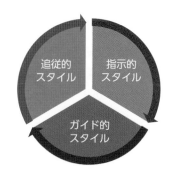

図3-6　面談の3つのスタイル

ニケーションを少しでも変えてみたい，また，皆さんがMIのエッセンスを面談に取り入れてみようかな，と思っているのであれば，私はこのガイド的スタイルを意識することからお勧めしたいと思います．このガイド的スタイルを円滑に進めるスキルが次に紹介する情報交換のスキルです．

1) ガイド的スタイルを加速させる情報交換スキル「EPE：Elicit-Provide-Elicit」

　皆さんは，臨床の場において来談者からアドバイスや示唆を求められたり，意見を求められたりすることがあるでしょう．臨床家は来談者の健康や生活を少しでもよりよりものにしたいという願いをもって面談をしていますし，専門家として多くの知識をもっていますので，「情報提供」が得意な方は多いようです．臨床家は「私は専門家であり，患者さんの問題に関して豊富な情報をもち，患者さんの知識と専門家の正しい情報との間にあるギャップを是正しなくてはならない」「患者さんの危機感を高める情報を提供し，何をすべきかを彼らにはっきりと教えなくてはならない」というスタンスに陥りやすい傾向があります．しかし，このスタンスが強いと相手からの心理的な抵抗（不協和）が強くなります．情報提供や情報交換の目的は相手の変化を促すことです．目標や行動を決めていくプロセスに患者さん自身がかかわる，自分のことを自分で決めている，という感覚を大切にするには，相手の許可を得てから情報やあなた自身のアドバイスを提供しましょう．患者さんとの治療同盟は，治療と行動変容には不可欠ですから臨床家が患者さんを「患者さん自身の専門家である」と尊重する気持ちを持ち続けると，相手にもそれは伝わります．

　このようにMIでは，臨床家が来談者に情報を提供する際にも独特なスタイルで行います．情報を提供したり，情報を交換したりする際にもっとも推奨されているのは「EPE」とよばれる方法です．「E」はElicit（引き出す），「P」はProvide（提供する），「E」は最初のEと同じく「引き出す」を意味します．では，事例を通してEPEがどのように活用できるかみてみましょう．

ケース4　管理栄養士（以下，栄養士）と職員（Eさん，男性，33歳）の会話

栄養士1 ： あなたがダイエットをするとしたら，どのような方法で取り組んでみたいですか？ E：相手の持っている情報を引き出す

男性 1 ： そうですね〜．やっぱり間食をやめて，糖質をカット，そして，運動ですかね．

栄養士2 ： まずは，間食も含めて食事面での取り組みが頭に浮かんでいるのですね．運動について，もう少し，具体的にどんなことをイメージしているのか教えていただけますか？ E：運動についてどのような情報を持っているのか引き出す

男性 2 ： う〜ん．実を言うと"歩くこと"ぐらいしか思い浮かばないですね

栄養士3 ： （うなづく）もし，よろしければ私から運動のバリエーション，歩くこと以外で私の知っていることをお話してみたいのですがいかがでしょう？ P：許可を得たうえで，運動についての情報を提供しようとしている

男性 3 ： はい，教えていただけますか？"歩く"といっても時間が…と思っていたので助かります．

栄養士4 ： 例えば，なのですが，社内の移動を階段にするとか腹筋やスクワットなどのトレーニングを3分するとか，隙間時間のストレッチングがあります．Eさん，スマホをよく活用しているご様子なので，隙間時間を活用する運動のアプリもあり

ますよ.

私のこの話, 聞いてみてどう思いましたか？ E：提供した情報についての感想を引き出す

男性 4 ： いや〜階段使うのいいんですね. そうですか. どうしても運動というと「歩く」か「走る」か, というイメージでしたから. まずは何気なく使っているエスカレーターやエレベーターの代わりに階段使おうかと思いました チェンジトーク：理由.

栄養士5 ： 早速, 試してみようかと思われたのですね A：是認：行動の意図・意欲.

実は, 階段を使うとか歩く時間を増やすのは, 運動というよりは活動のレベルを上げることに繋がっているんですよ. どうしても私たちって座っている時間が長いじゃないですか…. だから….

男性 5 ： あ〜っそっか, そうですよね. 座りっぱなしだから少しでも階段を使ったり, 歩くようにすれば普段の活動レベルが上がるのでダイエットに繋がるってことですね. いいですね.

栄養士6 ： ええっ, Eさん, その通りです.

男性 6 ： ただ, なんかこれだけだとなぁ（もう少しやってみたい, という気持ちのあらわれ）, さっき栄養士さんが話してたスマホに運動のアプリを入れるのも面白そうですね. ちなみにお勧めのアプリってあります？

栄養士7 ： はい, ありますよ（情報提供を依頼されたのでそれに応える形で会話が続く）

この会話を読んでいると, 2人が楽しそうに運動についての情報を交換している様子がわかります. この会話をご覧になってもおわかりのように「運動」は個々人によってイメージがかなり異なります. 私がこれまでお話ししてきた方々の多くは「運動＝激しく強度の高いもの」と考えているようです. 例えば, 「毎日ジョギングを30分」「マラソン大会に出るために走る」「スポーツジムでのエアロビクスダンス」といったイメージです.

Eさんは, 食事については具体的なイメージをもっていたものの「運動」についてはあまりイメージができていなかったので, その点について情報を交換しています. Eさんは運動のアプリに関心を示したので, そこから身体活動量の増加を念頭においた話題につながりそうです. 「スマホには歩数を確認できる機能がついている場合が多いので, 1日の歩数を見てみましょう！」という情報提供もできそうですね.

以下に, EPEのスタイルについて整理します.

---

* E（引き出す）：臨床家が情報提供する前に, 来談者の考えや意見, 情報を十分に引き出す.
* P（提供する）：臨床家が提供する情報やアドバイスが, 来談者にとって有益かつ安全であり, 変わりたい気持ちを強化するものであることを確認して行う.
* E（引き出す）：臨床家が提供したアドバイスや情報について, 来談者の意見や感想を尋ねる.

---

2) 専門家として患者さんに情報やアドバイスを提供する

　皆さんが，ガイド的スタイルやEPEというスキルを意識すると，何かしらの手ごたえがあると思います．なぜなら，目の前の患者さんからの反応が以前とは異なるからです．臨床家が何時間もかけてこれまで説明してきたのに，患者さんがまったく変わらない，というのは，患者さんが自分の治療プロセスに主体的に参加していなかったからかもしれません．情報が相手に伝わっていない，というのは患者さんが臨床家からの情報を自分に必要だと認識していないのかもしれません．自分事のように考え，必要な情報を受け止めてもらうためには，患者さんを「受信機」にしてはいけないのです．

　糖尿病をはじめとする慢性疾患と付き合っていくためには，患者さん本人が積極的に自分の病気について考えて取り組むこと，臨床家と一緒に治療に参画することが必要不可欠です．そのためには，患者さん自らが自分で自分の行動を決めた，という感覚をもつことが必要です．情報提供のスタイルをEPEにするだけでも患者さんとのパートナーシップが結びやすくなると思います．ただし，ここでひとつだけ注意が必要です．患者さんから情報提供を求められた場合，ここぞとばかりに大量の情報を提供するのは避けましょう．例えば，面談の中で，以下のように患者さんから質問される場面もあるでしょう．

　　　患者さん：血糖を下げるために，食事に気をつけていくことはわかりました．私自身も糖尿病になりたくありませんので，頑張りたいと思っています．ただ，具体的に何からどのようにはじめてよいのかわかりません．教えてください．

　　　患者さん：タバコの本数を減らすことからはじめたいと思っていますし，いつかやめるにしてもまずは，その準備段階として減らしたいと思っています．はじめの一歩としてどうしたらよいでしょうか？

　　　患者さん：体重を減らすために運動をしたいと思っていますし，できれば効果のある方法でやりたいと思っています．教えていただけますか．

　　　患者さん：自分の行動を管理して，ぎりぎりの行動パターンを変えたいと本気で思っています．何かいいアイディアありませんか？

　上記のような患者さんからの依頼があると，私たちは，これまで慎重に面談を進めてきたことを忘れてしまうことがあります．まるで水を得た魚のように生き生きとアドバイスを始めることもあるでしょう．しかし，ここでも目の前の患者さんとのパートナーシップ，協働作業は忘れずに，患者さんの準備状況を確認しながら面談を進めましょう．患者さんの知っていることや知らないこと，今日の面談でもっともの優先順位が高い話題を考慮して，提供する情報は優先順位を決めて絞り込み，情報量にも配慮すべきでしょう．そしてもし，あなたが患者さんにとって有益かもしれないと思う情報やアドバイスを思いついたとしても，すぐに行わないようにしましょう．

　そうはいうものの，次のケース5の例のように専門家として，どうしても伝えたい情報があるときもあります．患者さんが選択しようとしている行動があまり効果的ではなさそう，相手のアイディアを変えたい，できれば納得させたい，と思うときもあるでしょう．しかし，相手を強く説得しようとすれば

するほど，相手からの押し返しは強くなります．それでは専門家としてどのように情報を提供していけ
ば，患者さんからの抵抗が少なく協働的に面談を進めることができるでしょう？　ケース5を見ながら
考えてみましょう．

ケース5　保健師と職員（Aさん，男性，55歳）の加熱式タバコの話題

職員　1　：　最近，コンビニで売っている加熱式タバコにして，本数を減らそうと思います．

保健師　1　：　そうですか…．タバコをやめる方法として加熱式タバコを使い，徐々に本数を減
らしたいと考えているのですね… 複雑な聞き返し ．

職員　2　：　はい，家族にも迷惑をかけずにすみますし，加熱式だとニコチン切れのストレス
もなさそうですし…．

保健師　2　：　そうですか…加熱式タバコはご家族への配慮と吸いたい気持ちをコントロールす
るためのひとつの手段なのですね… 単純な聞き返し ．

職員　3　：　はい，そう思っています．

保健師　3　：　せっかく，Aさんがやる気になっているので，加熱式タバコについて，少しだけ
心配な点があるので私からそれをお話してもよろしいでしょうか？ 懸念を表明し，
許可を得たうえで情報提供しようとしている

職員　4　：　ええっ？何？　加熱式ダメなの？はい，わかりました．お願いします．

保健師　4　：　確か，この前のお話だとAさんはお孫さんのアトピーを気にされていましたよね．
息子夫婦と同居を始めた…ということでしたもんね．
そして，ご自身の喘息がひどくなるのも避けたいと思っていらっしゃいましたね．
そうはいってもすぐにタバコをやめるのはまだ自信がないから，加熱式タバコに
替えていきたい．やめる方向へ向かうステップのひとつとして考えていらっしゃ
る 情報を提供する前にこれまでの話を要約する ．

職員　5　：　はい．そのとおりです．でも，保健師さんのその感じですと，加熱式タバコって
あまりよくないのでしょうかね？

保健師　5　：　ええっ，そのとおりです．実を言うと最近，加熱式タバコを自宅で吸うように
なって，お子さんの喘息がひどくなったという話を聞きました．また，加熱式タバ
コを購入された方の多くは，タバコもやめられない…と 質問に答える形で情報提供 ．

職員　6　：　えっ？？そうなんですか？加熱式タバコって身体に悪いんですね．ずいぶんと印
象が変わりました．どうりで，僕の知り合いも自宅で加熱式タバコを吸っていた
ら，嫁さんから，お願いだから外で吸ってくれ！と言われたと話していました．
それに，結局，タバコもやめられないんですねぇ．

保健師　6　：　…そのようです．おそらく，さっきAさんもおっしゃっていたようにこのタバコ
にもニコチンは入っていますから…それもあるんでしょうね．

職員　7　：　そうですか．実を言うと，この加熱式タバコ，結構高いなぁ，と思っていたんで
すよ．それに，自分の周りでも結局，タバコを吸っている人もいて，実際のとこ
ろ…どうなんだろう（本当にタバコをやめられるのか）って思っていたんですよ．

保健師　7　：　Aさんも，うすうすと，タバコをやめるために加熱式タバコを使うことへは，疑

問を感じていらっしゃったのですね 複雑な聞き返し .

職員 8 ： はい…実は…ただ，何となく加熱式タバコに替えると周囲に配慮しているように見えるかな，とも思っていて．せっかく長男夫婦が同居してくれるようになって，孫もかわいいし．

保健師 8 ： そうでしたか．同居するようになった息子さん家族の健康とご自身の将来の健康を気にされていたのですね．それで，少しでもやめる方向に向かうものがあれば…という気持ちから加熱式タバコを選択肢として考えていたのですね 複雑な聞き返し＋要約 ．

今日，こうして私と話してみて，これからタバコについて，どうしてみたいと思いましたか？ 引き出す

職員 9 ： ええ，今は自分の思う正攻法に戻そうかと思いました．

保健師 9 ： というと？もう少し，教えていただけますか？ 開かれた質問：正攻法についての明確化

職員 10 ： 実は，以前も本数を減らしたことがあったんですよ．その時，一番吸いたいときには席を立って歩いていたんですよ．それも階段を使って1階から5階まで．階段を上っているとき，本数が減ってくるとすごく呼吸が楽だったんですよ．あの時，30本から15本まで減らせたんです．その後，10本，5本と減って，何とか止められたので，もう一度，トライしてみます

保健師 10 ： Aさん，そんな経験があったのですね．ダイエット中に食べたくなったときに席を立つという私の知り合いがいましたが，タバコを吸いたい，というその場の欲求をかわす方法としてもうまくいくんですね 是認：意図 ．

職員 11 ： そうなんですよ．これは意外といいんですよ．おかげで体重も増えなかったんですよ．

保健師 11 ： そうですか…それはとても効果的な方法ですね．Aさんの経験を誰かに伝えたくなってきました．もし，良ければ今回のチャレンジの様子をまた教えていただけますか？ 閉じた質問＋是認

職員 12 ： はい．僕の経験でよければぜひ．来週，来ても良いですか？そのときにお話ししたいと思います．

保健師 12 ： お待ちしています．それでは，今日と同じ時間に！

このケース5の保健師さんは，おそらく禁煙するための手段として加熱式タバコを使おうとしている職員さんの話しを聞きながら，胸中は穏やかではなかったことでしょう．しかしその気持ちを少し抑えて「〜について少しだけ心配な点があるので，伝えても良いですか？」という表現を使い，相手が取り組もうとしていることを「是認」した後に，専門家としての懸念を表明してから情報を提供しようと試みています．保健師3をご覧ください．

これは，相手の意見を尊重しながら専門家としての役割を果たしたい場合に活用できそうなスタイルで「協働機会の探索」というスタイルです．このスタイルで話を進めると，相手の取り組もうとしていることを認めつつ，情報を提供することができます．

結果的に，この保健師さんは，職員さんが気にしている家族の健康にも触れながら実は，加熱式タバコが，家族の健康を配慮する結果にならず，職員さん自身の禁煙にも繋がらないことを伝えました．職

員さん自身は，保健師さんからの情報と身近な人の様子から，加熱式タバコではなく，ご自身の思う「正攻法」でタバコをやめることにチャレンジすることを決めています．

　ここで紹介した「ガイド的スタイル」と「情報交換・提供のスキル」は，普段の会話でも取り入れることができます．あなたの専門家としての情報が相手に届く瞬間が増えると思いますので，是非，トライしてみてください．

コラム

情報を提供する際には「少しずつ味付けをするように」

　情報提供をしたくなるとき，私は「料理に味をつけるとき，少しずつ味を見ながら調味料の量を調整するように，患者さんへのアドバイスも少しずつ，相手の反応を見ながら提供しましょう（Moyers TB, 2018）」という言葉を思い出します．

　アドバイスや情報提供を行う前に患者さんの考えを引き出し，「あなたは〜をしたいのですね．でも…」と相手の考えを否定せずに「あなたは〜をしたいとお考えなのですね．私からもその点について耳よりな情報を持っているのですが，お話ししても構いませんか」と話してみると良さそうです．行動変容の主人公である患者さんを尊重することを常に意識しておきましょう．

第4章

行動変容への動機を引き出す：チェンジトークにチューナーを合わせる

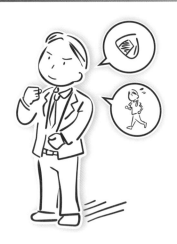

計画 the Bridge to Change	
引き出す Preparation for Change	
フォーカスする 変化のゴールの設定 the Strategic	
かかわる 関係性の基盤 the relational foundation	

　動機づけ面接（motivational interviewing，以下 MI）に限らず，臨床家は患者さんとかかわり，目標（ゴール）とその目標に向かう話題を整理しながら標的行動を決め，目標を達成するための行動計画を立てます．MI の特徴的なところは，面談の第2段階である「フォーカス」と第4段階の「計画」の間に「引き出す：喚起」のプロセスが組み込まれている点です（第1章の第5節参照）．この第3段階は「MI の中核」とも呼ばれている重要なプロセスです．

　人は，行動変容への意思や動機を他者との社会的な相互作用の中で育みます．チェンジトークは，とりわけ他者との会話で起こり，自発的であり，さらに対人関係的な性質があります．つまり，臨床家が患者さん自身からチェンジトークを引き出すようにかかわることが，両価性の解消を支援し，行動変容を促します．このプロセスで臨床家は，患者さんの「変わりたいけどそのままでいたい」という両価性の天秤を，より変化の方向（変わりたい）へ傾けるように，チェンジトークに気づき，さらに引き出し，それを強化するようにかかわります．

第1節　「引き出す」プロセスの役割

　ここでは，「引き出す」プロセスの役割について会話例をみながら整理してみましょう．この「引き出す」プロセスが自然にできるようになるまでは，無意識に行なっている自分の面談を少しだけ意識することが必要になります．この会話例では，臨床家の発話に来談者がどのように反応しているのか，「維持トーク」「チェンジトーク」と簡単な解説を入れています．

保健師1 ：	Gさん, 今回の健診結果をみると心電図に多少の変化があったようですが, タバコって吸いますか？ 閉じた質問
Gさん1 ：	ええ, まぁ…
保健師2 ：	だいたい, 一日にどれくらい吸います？
Gさん2 ：	う～ん, まぁ, 日によるけど20本前後かな？　やめたいとは思っているんだけどね チェンジトーク：願望.
保健師3 ：	そうですか. やめたいとお考えなのですね？　どんな方法でやめたいと思っていますか？ 開かれた質問：やめたい理由を引き出す前に計画しようとしている
Gさん3 ：	いや, どんな方法って言ってもねぇ, 具体的にいつやめるなんて決めてないし, もう長いこと吸っているからいまさら急にはね… 維持トーク：理由. まぁ, おいおいって感じなので. 今日はこれくらいで…

　上記のようにGさんが「やめたいとは思っている」というひとことに保健師はすぐに反応し,「どんな方法で」とやめる方法を引き出そうとしています. この会話のように, ○○したいと思います, という患者さんからの発話をきくと, 臨床家はすぐに課題を解決するような話題へ話しの方向を促すことが多いようです. 第3段階の引き出すプロセス（しかし,「なぜやめたいと思っているのか？」という本人の動機を十分に引き出さずに方法について話が移行すると, この会話例のように行動変容の話が尻つぼみになります. この会話例に限らず, 行動変容への動機が充分に引き出されないと, 行動変容の具体的な計画作成まで至らない場合があります. また, たとえ, 患者さんが計画段階へ移行したようにみえても,“やって来ます”“一生懸命頑張ります”という曖昧なコミットメントで面談を終え, 結果的に何も実行に移すことなく次の面談を迎えることになりかねません.

　ケース6の会話にみられるように多くの場合, 面談の初期段階から患者さんは行動変容へ向かうサインを口にしています.「お薬を飲まないといけないのはわかっているんだけど, どうも面倒でね」とか「お菓子が悪いのはわかっているのよ. でもね, どうしてもやめられないのよ」「タバコが悪いのはわかっているんだけどね. 仕事が忙しくて」など, みなさんが「また言い訳をいっている」と思い聞き流している発話の中にチェンジトークは埋もれています.

　かかわる段階では「迷っているのは当たり前. 変わりたい自分と変わりたくない自分があるのは当たり前. 迷っていることを安心して話して良いのですよ」という面談の土台を作ることが先決でしたね. もっとも, 面談初期の患者さんは「変わりたい」理由よりも「変わりたくない理由」を述べることが多いでしょう. 例えば, 糖尿病の患者さんがお菓子などの摂取頻度を減らすことを標的行動として話題にしていると,「ご近所付き合いもあるし」「嫁が持ってくるから」「もったいなくて」「●●のお菓子はカラダにいいから」などと話すかもしれません.「夕食後のお菓子はやめてみようかしら」「やっぱり, もう少し減らしたほうが良いかしら」などのチェンジトークは少ないかもしれません. ただし, ここでも重要なのは, 患者さんは自分のことを自分の言葉で臨床家であるあなたへ語っているという点です.

　前述の会話例の中に,「引き出す」を意識した保健師の発話をひとつ加えてみましょう.

保健師 1 ： こんにちは G さん，今回の健診結果をみると心電図に多少の変化があったようですが，タバコって吸いますか？

G さん 1 ： ええ，まぁ…ね．

保健師 2 ： だいたい，一日にどれくらい吸います？

G さん 2 ： まぁ，日によるけど 20 本前後かな？　やめたいとは思っているんだけどね チェンジトーク：願望．

保健師 3 ： そうですか．いつかは，やめたいとお考えなのですね？　~~どんな方法をイメージされていますか？~~　⇒やめたほうが良さそう，と思う理由って何でしょうかね？ 開かれた質問：引き出す

G さん 3 ： そりゃね〜…こうして毎回呼び出されるのって面倒だし，それに，今回は血圧に加えて心電図でしょ．徐々に健診でひっかかる項目が増えているような気がして… チェンジトーク：理由

保健師 4 ： そうでしたか…．再検査の項目が増えているのが気になる．もしかしたら，タバコの影響も多少あるような気がしているのですね… 複雑な聞き返し：言外の思い

G さん 4 ： 多少っていうか，かなりあるんじゃないの？？だって，タバコってカラダに悪いでしょ．周りでもかなりやめているしさ… チェンジトーク：理由

〜続く〜

　この保健師さんが，"タバコをどうやってやめますか？" というやめる方法を尋ねる代わりにやめたほうが良さそうな理由を尋ねたら，G さんから語られる言葉が増えていますね．G さん自身が「タバコをやめたほうがいいでしょ…だって，カラダに悪いんだから…」と述べていることからも，最初の会話とは違った方向に話しが進み始めましたね．

　「なぜ変わりたいのですか？」「困っていることは何ですか？」「行動を変えるとどんなメリットがあるのですか？」という質問は，患者さんや来談者自身の自己探索や洞察を促します．これらの質問を投げかけられることで，患者さんは，変わろうとしている自分自身に気づいたり，そもそもなぜ変わろうとしているのか，根本的な考えや価値観を見いだしたり，内的動機を探索することになります．言語化するまでは，自分が何を考えているのか自分自身でもわからないことがあります．他人との会話で引き出された自分自身の言葉を聞いて，改めて自分の感情や考えに気づくこともあります．以上のことも踏まえて，チェンジトークを引き出す理由として，MI では自己知覚理論の説明を用いています（ローゼングレン著，原井宏明監訳，2013）．人は態度がはっきりと決まっていない状況下においては，ある立場を擁護する発言によってその人の態度も変化します．私たちは自分の言ったことを信じるようになるのです．臨床家が患者さんから維持トークを引き出せば引き出すほど，行動変容から遠ざかることになります．ですから，患者さん自らが変化の理由や願望を言語化できるように臨床家が手助けするのです．

　それでは，次にもう少しチェンジトークと維持トークについて詳しくみていきましょう．

第2節　チェンジトークと維持トークはコインの裏表

　チェンジトークと維持トークはコインの裏表と表現されます．「食べたいけどやせたい」「お金を貯めたいけど使いたい」「残業を減らしたいけど働きたい」「運動したいけど休みたい」などです．

　チェンジトークは，行動変容へ向かう患者さんからの言葉で，特定の標的行動や目標と関連します．そして，チェンジトークは「準備チェンジトーク」と「実行チェンジトーク」に大別されます．チェンジトークの中でも特に実行チェンジトークは患者さんの両価性の解消を反映した言葉で，「コミットメント言語」とも呼ばれ勢いが強い言葉です（詳細は第3節）．

　さて，ここでは，チェンジトークと維持トークをみてみましょう（表4-1）．

表4-1　チェンジトークと維持トーク

チェンジトーク	維持トーク
喫煙は子どもたちにとって悪い見本になっているから，タバコをやめる必要があるよ．	でも，タバコを吸うのが好きでね．タバコは僕の人生の一部みたいなもの．
バランスの良い食事の摂りかたは充分にわかっているし，やろうと思えばできるわ．	でもね，育ち盛りの子どもと一緒だとカロリーの高い料理も作らないと．
毎日，お薬のまないと，とは思っている．	副作用が気になるのよね．

　次に，チェンジトークと維持トークの背景にある価値観について考えてみたいと思います．チェンジトークと維持トークが共通の価値観から派生している場合と，異なる2つの価値観から派生している場合とがあります．同じ価値観から派生している場合の例では，「やせたいけど夕食は食べたい」という，やせる行動と夕食を食べるという価値が「健康」という同じ価値観の場合があります．健康を考えると体重を減らしたいから遅めの夕食は食べずにおきたい．しかし，3食バランスよく食べることは健康にとって大事だから食べたい，という感じでしょうか．また，「残業をせずに早く帰りたいけど仕事をしたい」という場合は「家族」というひとつの価値観が隠れているかもしれません．早く帰って家族との団欒をしたいと思う一方で，残業代が家族の将来の蓄えにもなる…．表4-2はチェンジトークと維持トークの背景にある理由・能力・必要性，そして価値観を整理したものです．この例ではチェンジトークと維持トークの背景にある価値観はちょっと違うようですね．

　私がある病院で研修会を実施した際，参加した看護師さんたちから「これまで患者さんからグチばかり聞かされていると思っていました．よくよく思い返すと患者さんからのチェンジトークを見逃していました」という感想を聞きました．この看護師さんたちのように，MIを知ると患者さんが思いの他，チェンジトークを話していることに気がつきます．チェンジトークは維持トークの中に紛れているのでわかりにくいかもしれませんが，両価的な状態から患者さんが行動変容へと一歩を踏み出そうとしている言語です．そして，チェンジトークと維持トークの背景には「価値観」があります．人の行動の原点は価値観であることが多いので，それぞれの価値観を明確にしながら動機を引き出すと，患者さん自身の自己探索が加速し，患者さん自身で「あ～っそうだったのか」と自分の言動の理由に気づくことも多々あります．

　臨床家は患者さんの問題を解決したい，という思いが強いために患者さんからの「できない」「わか

表 4-2　チェンジトークと維持トークの背景

チェンジトーク		維持トーク
タバコをやめたい （一生吸い続ける気持ちはない． いつかは，タバコをやめたいとは思っている．）	けど けど	やっぱり吸いたい （難しいと思う．やめる自信がない．）
理由・能力・必要性		理由・能力・必要性
咳が頻繁に出る． 口臭が気になる． 子どもに嫌な顔をされる． 子どもが喘息 過去にやめた経験もある．		吸いたい気持ちがコントロールできないし， 吸っていると落ちつくし，イライラしたくない． 仲間はずれが嫌…友人が吸っている． 以前，ひと月禁煙をしたことがある．
価値観		価値観
自分の将来の健康 家族の健康が気になる． 受容されたい．		安定したい． リラックスしたい（落ち着きたい）． 仲間と一緒にいたい． 仕事に集中したい．

らない」「無理です」という言葉に強く反応することがあります．患者さんからのこれらの発話を耳にすると，「まずは原因を追究して明らかにし，それが解消できれば行動変容が起こる」と考えるようです．その結果，面談の大半の時間において変わらない理由やできない理由を，より多く引き出すことになります．

　MIの最も特徴的な点は，行動変容へ向かう言語を「チェンジトーク」と呼び，患者さんからのチェンジトークを識別し，反応し，さらにチェンジトークを引き出すことを追及しているところです．このように，なぜ変わるのかという動機を患者さんから充分に引き出すことは，行動変容とその後の行動継続に大きな影響を与えます．

　話題が絞られてくると，早々に計画を立てて面談を終えたくなるかもしれませんが，「引き出す」プロセスを意識し，患者さんから行動変容への願望や内的動機を充分に引き出して，「計画」へ弾みをつけてみましょう．みなさんが，この「引き出す」プロセスを面談で意識すると患者さんは，自分で変わる理由を述べながら具体的にどうしようかと考え始めます．

　第3節では，会話の中でチェンジトークを「キャッチする」ために，もう少しチェンジトークについて詳しくみていきます．その後，さらにチェンジトークを引き出し，チェンジトークへの応答の仕方についても順番に整理してみましょう．

第3節　行動変容のサインをキャッチする

　私たちは，誰かに何かを頼んだ際，その人の応答の仕方によって相手が本当に自分の望みに応えてくれるかどうかを察知しています．あなたのリクエストに対して，次のページのような返答を聞くと，あなたはどのように察知しますか？　返答の仕方として上から下に向かうほど，相手があなたのリクエストに応えてくれそうな確率は低くなっていくのがわかると思います．

- 明日の朝までにやっておくね
- 君のためなら喜んでするよ
- 私ができることはしたいと思う
- できたらいいんだけど
- 努力するね
- 対応を考えるわ
- したいとは思うけど難しいかも

　MI は当初，行動変容へ向かう言葉を「チェンジトーク」と呼び，以下の 6 つの言葉をすべて同様に扱っていました．その後，動機づけとコミットメントを専門とする心理言語学者である Paul Amrhein の研究によって準備性が高い言葉と実行性が高い言葉に大別するようになりました．Paul Amrhein は，面談の後半に向けてコミットメント言語が増加することが行動の変化を予測するとしました（Miller WR & Rollnick S，2012 第 13 章 参照）．

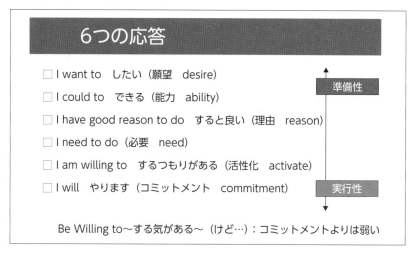

図 4-1　6 つの応答と準備性と実行性
（2013 年 3 月 3 日 WS　ミラー博士のスライドを参考に北田作成）

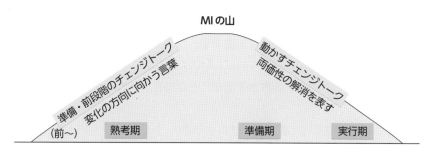

図 4-2　準備チェンジトークと実行チェンジトーク
（2015 年 5 月 6 日 TNT Japan WS　ミラー博士のスライドを参考に北田が改編）

1）準備・前段階のチェンジトーク（DARN：ダーン）

　行動変容へ向かう準備チェンジトークには以下の4種類があります．面談中は，これらのチェンジトークの種類にこだわるよりも「変わる方向」へ向かっているかどうかに意識を集中したほうが患者さんの会話に集中できると思います．

①　Desire　〜したい，好き，欲しい　変化の願望

　患者さんの両価性はこのチェンジトークが目印になります．「〜したいけど，したくない」という表現です．この願望を示す言葉は患者さんが両価性を語るときに聞かれます．英語で表現すると，want，would like to，wish，like　などで，日本語の場合，〜したい，好き，欲しい，望んでいる…などです．

　　例　「タバコは減らしたいですね．いつか，やめたいと思っています」
　　　　「HbA1c，もう少し下げたいですね」
　　　　「もう少し，カラダを動かしたいです」
　　　　「運動をしたいです」
　　　　「インスリンを打つよりは食事に気をつけたいです」
　　　　「もう少し体重を減らしたいです」
　　　　「健康的な食事に変えてみたいです」
　　　　「お酒なしでも眠りたいですね」

　この願望と同時に語られる維持トークには以下のようなものがあります．

　　例　「タバコの香りや味が好きなんですよ」
　　　　「私，本当にアイスクリームやチョコレートが好きです」
　　　　「自分の好きなときに好きなものを自由に食べたい」
　　　　「家族と同じものを食べたい」
　　　　「運動は嫌い」

②　Ability　〜できる，できた，変化の能力 can，could，be able to

　2つめは，患者さん自身が変化することについて自分の能力をどのように認識しているかを語る言葉です．「以前は…●●ができたなぁ」「もしかしたら，●●はできるかもしれない」「●●はできないけど，××はできるかも」というような表現で語られます．

　　例　「前にも1カ月禁煙したので，今回もできると思います」
　　　　「1週間に3日くらいはお酒を飲まずにいられそうです」
　　　　「夕食後，20分であれば歩けると思います」
　　　　「食後に服薬について思い出すことは可能です」
　　　　「血糖値を下げるためにどのようにすればいいのかは知っています」
　　　　「食事の際にビールの代わりに炭酸水を飲むことはできそうです」

　この「能力」についての発話は「願望」とは異なります．〜したいという行動変容への意思や願望ではなく可能性だけを述べているからです．このチェンジトークは次のような維持トークと一緒に語られます．

例　「(やっぱり) タバコをやめるのはできないね，これまで何回も失敗しているし」
　　　「(ただ，今は) 子育てと仕事の両立が大変なので難しいですね」
　　　「あれもこれもと動いているうちに忘れてしまいます」
　　　「運動する時間をどのように作ったらいいのかわからないんですよ」
　　　「仕事が忙しいので，自炊は無理です」

③　Reason　変化する理由　もし〜したら，こうなる if ..then
　　3つめのチェンジトークは，行動変容を考えるに至った理由を述べる言葉です.
　　例　「もし，タバコがやめられたらこの咳き込みは減りますよね」
　　　「休肝日を増やしたら肝機能が正常値になるかもしれない」
　　　「もう少し，睡眠時間を確保できたら，肌もきれいになるかも」
　　　「適度な運動は，私をより魅力的にしてくれますよね」
　　　「血糖管理がうまくいかないことによって，目が見えなくなるのは…確かに嫌ですね」
　　　「やっぱり禁煙しないと息苦しさが治らないですかね」
　　　「血圧を下げるためにも，ラーメンの汁は残さないと…」
　　　「元気な赤ちゃんを産むためにも血糖値をもう少しさげないとまずいですね」

　　そして，この理由を述べるチェンジトークとともに語られる維持トークは，現状に留まっていたい理由を述べる以下のような発話です.
　　例　「そうは言ってもね，喫煙はストレスの解消になるから」
　　　「お酒を飲まないとよく眠れなくて」
　　　「週末には，子どもと遊んでいるからこのままでも十分かと」
　　　「妻に先立たれているから，インスリンを打って低血糖になって目が覚めなかったらと思うと怖くて」
　　　「血糖，血糖と考えるとすごく神経質になってしまって，そっちのほうがストレスだと思うんですよ」

④　Need　変化する必要がある，しなければならない，すべき must, have to, need to
　　4つめは，患者さんが変わる必要性を述べる言葉です. 必要性の言葉は，変えなくては…という切迫感を表すものです. そうすべき具体的な理由は伴わずに語られる言葉です. 必要性を引き出す質問が理由を引き出すこともあるのですが，それはそれでかまいません.
　　例　「HbA1cをすぐにでも何とかしなくちゃ」
　　　「もっとカラダを動かさないと」
　　　「すぐにでも，食事を変えないといけませんね」
　　　「タバコ，やめる必要がありますね」
　　　「再検査しないと」
　　　「この痛みを早くとらなくちゃ」

　　このような，必要性を述べるチェンジトークとともに語られる維持トークには，以下のようなもの

があります.

> 例 「タバコをやめると1日中，仕事になりません」
> 「四六時中，自分の血糖値をチェックするなんてありえない」
> 「こんなに多くの薬を飲む必要はない」
> 「もっと，別のことにエネルギーを使う必要があります」

　以上の4つのチェンジトークについて，現在MIでは「準備チェンジトーク」としています．これらは「実行チェンジトーク」と呼ばれる両価性の解消を反映した言葉とは異なります．たとえば「お酒をやめたい」というのは「いまから断酒します」と同じではなく，「体重を減らすことができます」というのは「体重を減らします」とは違います．さらに，行動変容の理由は変わる動機としては十分ではありません．たとえ「私は病院へいかなくては」という必要性を話したとしても「今から病院にいきます」とは違うからです．

2) 実行チェンジトーク　Mobilizing change talk（CATs：キャッツ）

　面談において患者さんからの準備チェンジトークを識別し，引き出していくことは自己決定を促すうえで重要なプロセスです．しかし，これらの準備チェンジトークが行動変容に及ぼす影響は限られています．両価性における変化の方向性を反映する言葉がチェンジトークだとすると，実行チェンジトーク（コミットメント言語）は両価性の解消に向かうサインです．図4-1に示したように，実行チェンジトークは実行性の高い言葉です．最終的に計画段階へ移行するためには，患者さんの実行チェンジトークの使用頻度が増えることが必要です．どのような実行チェンジトークを患者さんが述べるかにより，患者さんの行動変容が予想できます．この実行チェンジトークには以下の3種類があります．

① Commitment　コミットメント　意志，決断，約束　intention, decision promise, will, guarantee
　契約書はコミットメント言語で書かれています．契約は確実に実行されなければならないものだからです．さてここで，皆さんちょっと考えてみてください．

　あなたは彼と結婚するとします．彼からの返事が以下のようなものだったら，どう思いますか？

　・あなたと結婚したいです．（願望）

　・あなたと結婚できると思います．（能力）

　・あなたと結婚する理由があります．（理由）

　・あなたと結婚する必要があります．（必要性）

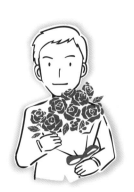

　いかがでしょう？　もし，結婚を約束している人が上記のような準備チェンジトークを述べても本当に結婚するかどうか疑問が残りますね．それでは以下のような発話はいかがでしょうか？

　・あなたと結婚します．（意思）will

　・あなたとの結婚を約束します．（約束）promise, give my word

　・あなたと結婚すると誓います．（誓約）vow

これ以外でも保証する（guarantee, assure），〜に専念する（dedicate oneself to）という言葉も勢いがある実行チェンジトーク（コミットメント言語）の仲間です．上記のコミットメントよりは少し勢いがありませんが次の言葉も仲間です．

・あなたと結婚する意向があります．（意図・意向）intend to
・あなたと多分，結婚すると思います．（可能性）probably to do
・あなたとの結婚を希望します．（希望）hope to

このように，実行チェンジトークの中でもコミットメントは勢いがあり，強い印象があります．来談者から実行チェンジトーク（コミットメント）を聞いたときには，速やかに計画段階へと移行します．

②　Activation 活性化言語

2つめは，コミットメントまでは至らないものの，コミットメントへと近づく動き出すサインとなる言葉です．活性化言語と呼ばれます．先ほどの結婚の例をこちらでも使ってみましょう．

・あなたと結婚する準備をしている．ready to do
・あなたとの結婚を計画している．plan to
・あなたと結婚する気持ちがあります．be willing to
・あなたとの結婚を考えています．be thinking to
・おそらく，あなたと結婚するでしょう．might

ヘルスケアの領域では以下の例のような発話がこの活性化言語に相当します．
「血糖をはかろうかな〜」
「運動するようにいろいろ考えています」

コラム

まだまだ甘いわ…ではなくて，段階を踏むチェンジトークを大事に！

　研修会やワークショップで，MI を継続して学ばれている臨床家の皆さんと会う機会が増えました．「維持トークとチェンジトークの識別はできるようになったけど，チェンジトークへの反応がうまくいかない…」という，「チェンジトークの扱い」に苦慮されている方が多いようです．そのなかから私が気づいたのは，段階を踏むチェンジトークを聞き逃している方が多いということです．「禁煙外来のパンフレットをもらってきたんですよ」と嬉しそうに話す患者さんに「パンフレットだけもらってもね」と思ってはいませんか？　また，「1日20本から15本に減らしたんですよ」という患者さんに対して「やめないと意味ないのよ」と思っていませんか？

　臨床家の皆さんにとっては「まだまだ甘いわ」と思うかもしれませんが，患者さんの頑張りは，段階を踏むというチェンジトークに現われます．これは，行動変容へ向かっている証拠です．「やる気」の芽が徐々に出てきているときこそ，患者さんが自分で決めて動き出したことを「是認」したり，"もう少し，詳しく教えてください"などと声をかけてみてください．皆さんからの是認はさらに患者さんの行動変容を加速させます．その方向でいいんですよ！と優しく背中を押してみましょう．

「健康にいい食事を作るように用意しています」

「そろそろ，タバコをやめようかなあ」

③　Taking Steps　段階を踏む

　3つめは，段階を踏むと呼ばれる行動を段階に分けて述べる言葉です．これは，実際に行動変容へ向けて患者さん自身が動き始めていることを現す言葉です．例えば，健診結果を見た後で体重計を購入したり，夜食をやめたり，喫煙本数を減らしたり，夜9時以降の飲食をやめたり，食後10分程度の軽い運動を始めたりと，患者さんがゴールを目指してなんらかの具体的な行動を始めていることを臨床家に伝えるときの言葉です．

　ここでも結婚の例でみてみましょう．これらの言葉を聴くと，女性も男性も「結婚」に向かって進んでいる感じを持ちますね．

　　・結婚式のための専門の雑誌を買いました．

　　・結婚式場のパンフレットをもらってきました．

　　・新居の候補を探しています．

　ヘルスケアの領域では，以下のような発話が含まれます．

「まずは，灰皿と自宅にあるタバコを捨てました」

「禁煙外来のパンフレットをもらいました」

「禁煙するために薬局でニコチンパッチを買ってみました」

「週末だけ禁煙してみました」

「先週，3日間ですが家族と一緒に30分歩いてみました」

「月曜日だけお酒を飲まない日にしてみました」

「お饅頭を1日5個から2個まで減らしました」

「一駅分は歩くようにしています」

第4節　チェンジトークを引き出す

　臨床家である皆さんは，我慢強く，患者さんからのチェンジトークを待つことはありません．チェンジトークをさらに引き出すために，いくつかの戦略があります．最もシンプルな問いかけは，患者さんに「あなたにとって大切なことは？」と尋ねることかもしれません．

1）願望を引き出す質問

　願望を引き出すためには，「何がしたいのか」「何を好むのか」「何を望むのか」という動詞を含む質問をしてみましょう．下記に私が面談で用いる頻度の高い質問を示しました．私は学生との面談が多いので，心配事や気になっていること，そして困っていることなどを尋ねることから始めます．皆さんも自分の臨床に合わせた質問を考えてみましょう．

「どんなことが気がかりですか？（心配なことは？）　今, あなたがもっとも気になっていることは？」

「あなたにとって大事なことは何ですか？」

「今と近い将来を比べたとき, どんな風に変わっていたい？」

「あなたはどのような状況を望んでいますか？」

「このままだと嫌だな, と思っていることを教えてください」

「あなたは, ご自身の●●についてどのように考えていますか？」

「あなたは, 将来の●●のために何をしたいですか？」

「ご自分の●●についてどうしたいですか？」

2）能力を引き出す質問

　この質問は, 患者さん自身に自分が行動を起こそうとしたときの実行可能性について考えてもらう質問です. 能力を引き出す質問では,「相手が過去の経験からすでにできたこと」,「現時点でできること」「能力があると思うこと」そして,「もし仮にやろうと思えばできそうなこと」などについて引き出します. この質問はコミットメントの前段階において, 患者さんの「自己効力感」と強く関連します. 自己効力感とは「ある行動を行うことへの自信」です. 患者さんが, 自分の行動を変えることで得られる結果に期待をもち, さらにその行動ができそうだと思うことです. また, 下記のような質問は患者さん自らが自覚していない, または忘れていた自分の能力や強みに気づくことにもなります.

「うまくいっていた頃は, どんな感じで取り組んでいたんでしょう？」

「以前, 似たようなことに取り組んだことがあるのでしたら, どのように取り組んだのですか？」

「もし, 変わるとしたら（減量をする, 血糖を管理するなど）どのように行いますか？」

「●●をもう少し変えるために, 何ができそうですか？」

3）理由を引き出す質問

　変化の理由を引き出す質問は, 将来の利益を想像することにつながります. 今の行動を変えることが将来の自分にどのような恩恵があるのか行動変容のメリットを引き出す質問です.「もし～なら, 将来はどうなりますか」という質問で変化の理由を引き出します.

「あなたがその行動を選ぶ理由を教えてください」

「変わりたいと思う理由（運動をしよう, タバコをやめよう, 仕事をしよう等）を教えていただけますか？」

「血糖値を良好にコントロールしたい理由を, できれば3つ教えていただけますか？」

「あなたが行動を変えたら, どんな利益がありますか？（メリットはなんでしょうか？）」

「もし, あなたが変われば, 状況はどのように好転するでしょうか？」

「将来（来年または数年後など）は, 今と何が変わっていると良いでしょう？」

「もし, タバコを手離せたら, どんなメリットがありそうですか？」

「タバコをやめる最も大きな理由とはなんでしょうか？」

4）必要性を引き出す質問

　変化の必要性を引き出す質問は，どちらかというと現状のままでいることの不利益と関連している場合があり，緊急性が高く切迫感を現すものです．

「何を変えないといけないのでしょう？」
「現状において，すぐにでも変えたいことは？」
「この行動（例：服薬，節酒，時間厳守等の行動変容）は，どれくらい緊急性が高いのですか？」
「次の文章を完成するとしたら（　　　　　）に何をいれますか？
　『私は，早急に（　　　　　）しなくてはならない』」

5）重要性尺度を使う

　「○○はあなたにとってどれくらい重要ですか？」という質問のもうひとつの形として，尺度化の質問があります．「あなたにとって（行動変容）はどれくらい重要ですか？全く重要ではないが「0」非常に重要が「10」としたら何点でしょうか？」
　もし，患者さんからの回答が「5」だったら，
　「重要度が5ということですが，2または3でないのはどうしてですか？」と尋ねてみましょう．
　そうすると，変化の重要性が引き出されていくでしょう．
　「どうして8ではなく5なのですか？」という質問をすると，現状維持の利点について患者さんが話し始めることになります．もしくは「どうして，5という数値を選んだのですか？」とその点数をつけた理由を尋ねることもできます．以下の会話例をみてください．

> （会話例）
>
> **医師** ： タバコをやめる重要度が「5」ということですね．どうして「2とか3」点ではないのでしょう？
>
> **患者** ： だってさ，咳もよく出るし，最近は息切れもするしやっぱりタバコが原因かと思ってね．
>
> ---
>
> **医師** ： タバコをやめる重要度が「5」ということですね．どうして「10」点ではないのでしょう？
>
> **患者** ： そうね〜．今すぐ死ぬわけではないでしょう．僕の祖父も80歳まで元気にタバコを吸っていたしね．
>
> ---
>
> **医師** ： タバコをやめる重要度が「5」ということですね．その点数を選んだのはなぜでしょう？
>
> **患者** ： う〜ん．何でだろう？　タバコはいつかはやめたいとは思っているんです．それは確かなんですよ．だって現に今だってこうして病院に来ているわけだし，ただタバコにもいい面があって，本当にやめても大丈夫かな？　という不安もあるんですよ．

6）極端な問いをする

　面談において，変化の願望が乏しいときがあります．このようなときにチェンジトークを引き出す別の方法として，患者さんや患者さんの周りの人たちが，心配していることや気にしていることを極端に尋ねることもできます．

「このままいくと（変わらないと），どうなりそうですかね？」
「このままの生活が続くと，どんな感じになりますか？」
「長期間，血圧が高い（血糖値が高いなど）状態が続いていくと，どんなことが心配でしょう？」

　逆に，行動変容を起こした場合に起こりうる良い結果について想像することもできます．
「あなたが望むように変わることができたら，どうなりますかね？」
「うまくいったときのことを想像してみましょう．どうなっていそうですか？」
「●●（血圧や血糖値など）がうまくコントロールできていたら，数年後はどうなっていそうですか？」

7）過去を振り返ること・未来をみること

　この質問は，現在の自分を軸に過去と未来を考えることになります．私が相談者にこの質問をするときには，過去，比較的うまく物事が進んでいたときのことを思い出してもらうようにしています．例えば，職場の人間関係で悩んでいる部下や知り合いがいるとします．過去の部署と今の部署の違い，そして，自分自身の働き方や価値観の違い等を思い出してもらったり考えてもらったりします．すると，例えば，子育て中の友人等は，働き方が変わったこと，そして自分の人生の優先順位が変わってきたことに気がつく場合があります．昔みたいに残業をいとわずに働いてきた過去の自分ではないことに気づき，子どもとの時間を大事にしながら仕事をするために，上司に理解を求めるように相談した人もいました．

　下記のように過去と現在の違い，過去の成功体験を引き出す質問や未来を想像する質問があります．

「うまくいっていた頃を覚えていますか？　その頃と比べると何が変わったのでしょうか？」
「結婚を機に変わったことがあれば，それはどんなことでしょうか？」
「10年前のあなたと今のあなたとでは何が異なるのでしょうか？」

「5年後，どうなっていたいですか？　または半年後？　どのように事態を変えたいですか？」
「もし，あなたが変わることを決意したら，将来はどのように変わると思いますか？」
「もし，あなたの今の問題が解決したら，最初に何をしたいですか？」　など

　未来に思いを馳せることは，変わることへの期待を考えることです．現時点から行動を変えることで何がどのように変わるのか？　自分の行動変容への期待をもつことは，自己効力感を高めることにもつながるでしょう．変わることによる将来の利益を引き出すこともチェンジトークを引き出す戦略です．私がこの質問をするときに気をつけていることがあります．3年とか5年という数年後のことを尋ねると「先のことなんてわからない」と答える患者さんもいます．そのようなときは「どれくらい先のことならイメージが沸きますか？」と尋ねています．また，例えば患者さんの家族構成などを知っている場

合は，身近な人を引き合いに出しながら，下記のように尋ねることもあります．

「あなたもそろそろ 30 歳ですね．ちょうど，あなたのお父さんがグループリーダーとしてプロジェクトを任されたのも 30 代だったようです．あなたはどんな風に 30 代を過ごし，40 代を迎えたいですか？」

という具合です．

8) 患者さんのゴールと価値観を探る

患者さんにとって何が大事なのか，その人の中核となる価値観と人生の意味や目的をどのように考えているかを尋ねて理解することは，面談のなかで重要な役割をもちます．

ゴールや価値を探る質問にはどんなものがあるでしょうか？　価値観は感情と行動とを強く結びつけているものです．願望も価値観のあらわれの 1 つでしょう．さて，価値観や大切なことを引き出す質問にはどのようなものがあるでしょうか？

「あなたが好きな活動は何でしょう？」
「あなたが普段から大事にしていることは？」
「あなたがこだわっていることやものがあれば，それはどんなこと（モノ）でしょう？」
「日々，どんなことに感謝していますか？」

コラム

"なぜ" "どうして？"　維持トークを引き出す質問

　開かれた質問の「なぜ？」を使う際は，少し気をつける必要があります．過去に向かって原因を探る質問，行動を起こさない理由を探る質問，責任の所在を明確化しようとする質問などは患者さんから維持トークや不協和を引き出すことになります．

　例としては以下のような質問です．

　「なぜ，こんな状況になるまでやらなかったのですか？」
　「効果が期待できないと知りつつ，なぜ続けるのですか？」
　「なぜ，お酒が必要なのですか？」
　「うまくいかない，と思いつつもその行動をやめなかったのはなぜですか？」
　「あなたがその行動へと駆り立てられた理由はなんですか？」
　「あなたが，○○になったのは何の影響ですか？」
　「いったい，何でそんなことをしたのですか？」
　「なぜ，変わろうとしないのですか？」
　「どうして，○○なのですか？」

　これらの開かれた質問は，場合によっては臨床家の「間違い指摘反射」という気持ちを乗せて相手に伝わることもあります．そのため，患者さんからの維持トークが引き出されるだけでなく，不協和への火種となることもあります．"なぜ" "どうして？"の質問をするときは，自分が何を引きだそうとしているのか明確にしてからにしてみましょう！！

「●●後，後悔したくないことは何ですか？」

「もし，やり残していることがあるとすれば，あなたがやりたかったことは何ですか？」

「どんな●●代を送りたいですか？」

「どのような○○（親，上司，先輩，教員，医師，臨床家など）になりたいのですか？」

「これから●●年でトライしてみたいことがあれば，それは何ですか？」

　ここまでチェンジトークを戦略的に引き出す開かれた質問をみてきました．皆さんも自分の臨床を想定して質問をつくり，バリエーションを増やしてみてください．

第5節　チェンジトークへの対応：さらに引き出す聞き返しのコツ

　患者さんからチェンジトークが話されているときはあなたのかかわり方が順調ですよ，というサインです．この節では，チェンジトークへの反応について整理しましょう．一番大事なことは，チェンジトークを聞いたら聞き流さずに OARS で対応するようにすることです（OARS─開かれた質問，是認，聞き返し，そして要約です）．

1）チェンジトークへ「開かれた質問」で応答する

　以下は，開かれた質問で患者さんの懸念を引き出している例です．

(会話例)

患者	： わたしは，本当にただ以前のように健康でいたいです．
クリニシャン	： あなたにとっての健康というのは，どのような状態なのかもう少し教えていただけますか？
患者	： はい．なんかこう「糖尿病」ときくと，自分の行動が制限されるような気がするんです．
クリニシャン	： ええ〜….この病気があなたの生活にどんな影響を与えそうなのか，もう少し，具体的に教えていただけますか？
患者	： う〜ん．例えばですが，家族と同じ食事を摂れないとか，友達と外食するときに，いろいろと気を使わなくてはいけないとか，なんか，めんどうな気がします．
クリニシャン	： すると，食事内容や量などにあれこれと決めごとができるような状況ではなく，家族や友人との食事を心から楽しむことができる，というのがあなたにとっての"健康"なのですね…．

2) チェンジトークへ「是認」で応答する

(会話例)(続き)

患者 ： もしかして…なのですが，こんなに血糖が安定しないのは，私が食べている
お菓子が原因かも？なんて思ったりします．テレビをだらだらみながら食べ
ているので…．それを控えてみようかと，思っているのですが…．

クリニシャン ： ご自身で，血糖が安定しない原因に心あたりがありそう 複雑な聞き返し ．
お菓子を食べる時間帯とか食べ方など，すでに振り返って考えていらっしゃっ
たのですね 本人の意図や考えを是認 ．

患者 ： はい，テレビで食べているシーンとかみちゃうと食べたくなってしまうんで
す．それに，暑くなってくると動きたくなくて，冷房をつけてだらだらとテ
レビをみるようになっていて．だから，午後3時以降はテレビをみないで，
本でも読んで，夕方，お庭の手入れでもしてみようかと思いました．

クリニシャン ： それは素敵ですね．テレビをみる時間を読書にして，夕方にはお庭の手入れ．
お菓子も食べずにすむ，お庭もきれいになるし，血糖値も安定するかもしれ
ない．まさに一石三鳥ですね 是認＋要約 ．

患者 ： はい．本当に… そのとおりです．

3) チェンジトークに「聞き返し」で応答し「要約」する

1) の会話の続きを「聞き返し」で続けてみます．

コラム

聞き返すときのポイント

聞き返しのコツを考えてみたいと思います．以下の4つが聞き返すときのポイントですが，こ
の中で，ちょっとだけトレーニングが必要なのは「否定文」から「肯定文」に置き換えるという作
業だと思います．

★人は最後に話したことに反応するので，維持トーク＋チェンジトークの順番で要約する

★否定的な文言を肯定的な文言に置き換えていく

例：夜の9時以降は食べない⇒ 食事は夜9時までに終える

　　ゆっくり歩かない⇒ 歩くときはなるべく早足で歩く（軽く息がはずむ程度）

　　午前中は，タバコを吸わないようにする ⇒午前中は，タバコ以外で気分を変える

　　会議に遅れないようにする ⇒ 会議の開始前に到着する（5分前に座る）

　　締め切りを破らない ⇒ 締め切り日には原稿をメールで送る　など

★自分の聞き返しによって患者さんがどのような反応を示すのかある程度予測して面談を進める
　（会話の流れを3往復先まで予測する）

★チェンジトークが出てきたら，良い質問や聞き返しをしたということです．

　　患者　　　　：　う～ん，例えばですが，家族と同じ食事を摂れないとか，友達と外食すると
　　　　　　　　　　　きにいろいろと気を使わなくてはいけないとか，なんか，めんどうな気がし
　　　　　　　　　　　ます

　　クリニシャン：　すると，食事内容や量などにあれこれと制限がつくような状況ではなくて，
　　　　　　　　　　　家族や友人との食事を気兼ねなく楽しみたいと… ▨複雑な聞き返し：感情

　　患者　　　　：　ええっ！もちろんです．ただ，こうして定期的な確認が必要なレベル，とい
　　　　　　　　　　　うことは何かしら変えなければいけないですね ▨チェンジトーク：必要性．

　　クリニシャン：　これまで伺ったお話なのですが，あなたにとっては以前と変わらず「健康的
　　　　　　　　　　　だ」と感じながら生活したい．そのためにも，糖尿病という病気が進行する
　　　　　　　　　　　につれて，食事内容や量の制限が必要になることやそれによって家族や友人
　　　　　　　　　　　との食事を楽しめなくなることは避けたい．そのために，今，できることは
　　　　　　　　　　　何だろう？取り組めることや始められることがあれば，考えてみたい…とい
　　　　　　　　　　　うお気持ちでしょうか ▨これまでの会話を要約し，計画段階へ移行する

　　患者　　　　：　はい，そのとおりです．どこから始めると良いのでしょうか？

　　クリニシャン：　具体的に一緒に考えましょう．

第6節　疑わしいチェンジトークへの対応

1）患者さんからの疑わしいチェンジトークへの対応

　皆さんが面談をしていると，この患者さんきっと本心から話していないなぁ，と感じる瞬間があるで
しょう．話の途中から，返事の仕方が変わってきたり，急に話さなくなり，黙るようになったり，時計
をちらちらと見るようになったり，そわそわして落ちつかなくなったり，指でペンを回し始めたり，腕
や足を組み直したり，いすの背もたれに背をもたれ，机から離れて座り，あなたとの距離が離れてきた
り，あなたの目を見ようとしなくなったり…．どうみても，相手が早く話しを切り上げようとしてい
る．このような非言語的なメッセージのうえで発せられた患者さんからのチェンジトークを聞いたら，
どうしたらよいのでしょう？

「もう，大丈夫です．できます．任せてください．明日から禁煙します」

　このような患者さんからの実行チェンジトークに，あなたはどれくらい，患者さんの本音が含まれて
いると思いますか？　前述したような患者さんの非言語的なメッセージから，あなたはおそらく以下の
ように思うでしょう．

　「いや…絶対，これはやらないな．信じられないなぁ」

　「早く帰りたいから，適当なことを言っているのだろう．そっちがその気でも，これで帰すわけには
いかない」

　「こんなこと，無理でしょ．もっとできることからやらないと」

　上記のようにきっと多くの臨床家は「うそでしょ」「これは本心じゃない」「帰りたいのね」などと

とっさに思うでしょう．また，皆さんのなかには「本人がやるって言ってるんだから，やるのかな」「期待しよう」等と思う方もいるでしょう．いずれにしてもちょっと疑わしいチェンジトークを聞いたときには「それでは頑張ってください．また」と患者さんを見送る前に，「さっそく，行動に移されるのですね．具体的にどのように取り組むのか，お聞きしてもよいですか」「もう少し，詳しく教えていただけますか？」などと OARS で対応し，患者さんがどのように考えて実行に移そうとしているかを引き出してみましょう．

2）「維持トークを先に聞き出す」という戦略

　患者さんからなかなかチェンジトークを引き出すのが難しく，維持トークばかりを聞いているときの戦略として Running head start があります（Miller WR & Rollnick S, 2012 p. 202）．これは，第2版の中では「決断の利害得失を探索する」というところで紹介されています．先に現状維持のメリットを聞くことで，チェンジトークを引き出すという方法です．喫煙，飲酒，ギャンブルなどが話題の場合，現状維持の不利益な点をあげる前に現状の利点について話すことは，患者さんが気分良く話ができ，両価的な気持ちの両面を検討しやすいという長所があります．チェンジトークがなかなか語られない場合の方法として活用できる方法です．この方法のように，ときには両価的な状態の片方だけを聞くことで，自然にもう片方の話を引き出すことができます．ただし，この方法はチェンジトークがなかなか患者さんから語られない場合に活用する方法であり，もし，すでに患者さんからのチェンジトークを聞いているのであれば，あえて維持トークを引き出すことはありません．

　臨床家の中には「患者さんの維持トークを聞いていると信頼関係が築けているような気がする」「維持トークを聞いているほうが安心する」という方もいらっしゃるでしょう．確かに，「変わる」というのはエネルギーが必要なので，現状のままでいるという話題のほうが落ち着くという場合もあるかもしれません．面談の終了時間が来ると，患者さんは自分のグチを聞いてもらいすっきりとして帰るものの，臨床家は何時間も維持トークを聞き過ぎて，面談本来の目的を果たせず疲労感だけが残る，というパターンを繰り返す方もいらっしゃるようです．維持トークの背景にもその人の大事な価値観がありますので，維持トークを聞いたらその維持トークを無視はせず，かといって強化せずに面談を進めていきたいものです．

　患者さんは，維持トークを話していると途中から，「悪いのはわかっているんだけどね」というチェンジトーク側の言葉を話すようになります．「現状のままでいるのもまずいんだよね」というニュアンスの発話が患者さんから語られてきたら，その言葉に OARS で反応してみてください．「もう少し，教えてくださいますか？」「どうしてこのままだとまずいのでしょうか？」などと反応してみましょう．

第7節　チェンジトークを弱めに聞き返す

　さて，私が MI を臨床場面に取り入れていくなかで最も苦労したのがこのチェンジトークを弱めに聞き返すという点です．私はチェンジトークを識別すると，ついつい嬉しくなって単純にそのまま聞き返すか無意識に強めに聞き返していました．「チェンジトークに反応しているのに，なんで維持トークが出てくるの？」と思い，非常に苦労したのを覚えています．この原因が「弱め」と「強め」の聞き返しに対する相手の反応なのだとわかり，そして患者さんのチェンジトークへ弱めに聞き返すことができるようになると，面談は非常に円滑に進むようになりました．

人は，弱めの聞き返しをされると，
- ・その内容についてさらに話したくなる
- ・その内容について実感が維持される

逆に強めの聞き返しをされると，
- ・その内容について話すのを中止したくなる
- ・その内容についての実感が薄れる

という傾向がありますから，チェンジトークを聞いたら，少しだけ弱めに聞き返してみましょう．
チェンジトークを強めに聞き返すと以下のようになります．

(会話例)

男性 ： タバコについて**考えてみたいん**です．

臨床家 ： タバコを**やめたい**のですね 強めの聞き返し ．

男性 ： いえいえ，**やめる**まで考えていません．

臨床家 ： それでは，**禁煙**についてどのように考えているのか教えていただけませんか？ 強めの聞き返し ．

男性 ： **禁煙する**なんていっていません．今すぐにはできません．

弱めに聞き返した場合は以下のようになります．

(会話例)

男性 ： タバコについて**考えてみたいん**です．

医師 ： ええ，そうですか．タバコと健康について**少し，気になってきている…** 弱めに聞き返し ．

男性 ： **少し，**といよりは**だいぶ気**になっています．

医師 ： というと？　もう少しだけ，気になっていることを教えていただけますか？ さらに引き出す ．

男性 ： はい．ときどき，イライラしてタバコを吸った後に脈が飛ぶときがあって，一度咳き込むと止まらないこともしょっちゅうで…それに，地下鉄の階段を昇ると息切れも… チェンジトーク：現状の不利益 ．

医師 ： 教えていただいてありがとうございます．脈の乱れや咳，息切れなどご自身の身体の変化が心配になってきている…．

男性 ： はい…　何か身体がタバコを受けつけなくなっているようです．（タバコが）カラダに悪いのはわかっているので，**何とかしてやめてみたいと思っています** チェンジトーク：願望 ．

もう少し「弱めの聞き返し」について考えてみます．3つの例を見てみましょう．
ひとつめの例は間違い指摘反射がついつい出てしまった例です．2つめは維持トークとチェンジトークという両面を持った聞き返しをしているにもかかわらず，患者さんからは不協和も含む維持トークが引き出された例です．以下はひとつめの会話例です．

会話例

女性： 正直にいうと，こうして先生にお話するのは怒られそうでいやなのですが，お酒を飲んだ後の〆のパフェがやめられなくて．

医師： そうですか．正直に話してくれて嬉しいのですが，やっぱり，飲酒後のパフェはエネルギーも高いしダメですよね．

女性： 先生，そうですよね．でも，本当においしいんですよ．それに，意外とその割には **血糖値も悪くなっていないし**… 維持トーク：理由 ．

医師： いや～それは，あなたがまだ若いからですよ．

2つめは，間違い指摘反射を抑えたものの，少し聞き返しが強かった例です．

会話例

女性： 正直にいうと，こうして先生にお話するのは怒られそうでいやなのですが，お酒を飲んだ後の〆のパフェがやめられなくて．

医師： そうですか．正直に話してくれて嬉しいです．
〆パフェはおいしいから食べたいし **血糖も下げたいのですね** 両面を持った聞き返し ．

女性： …….また血糖の話しですか．そうですね．**確かに下げたいですが**，いつも血糖のことばかり．好きなものをやめるのって難しいですよね，無理かも… チェンジトーク（願望）＋維持トーク（能力） ．

医師： ……そうはいっても… （あれ？両面を持った聞き返しをしたのに，なぜ維持トーク？）．

3つめは少し弱めに聞き返した例です．

会話例

女性： 正直にいうと，こうして先生にお話するのは怒られそうでいやなのですが，お酒を飲んだ後の〆のパフェがやめられなくて．

医師： 正直に話してくれて嬉しいです．アルコールにくわえて〆のパフェを食べる時間が夜中であることを考えると，**血糖値のことも心配**…．

女性： はい，そうなんです．なんか好きなものを食べてハッピーな気持ちと **自分のカラダに悪いことをしているみたいな**… 罪悪感みたいなものもあって… チェンジトーク変化の理由 ．

最初の例のように臨床家からの「間違い指摘反射」によって，患者さんから維持トークが引き出されることはよくありますが，2つめの両面をもった聞き返しをしているにもかかわらず，患者さんから維持トークまたは不協和が引き出されることもあります．

　この会話例は，私がワークショップの中でロールプレイをしたときのものです．患者さん役を演じてくれた糖尿病治療の専門看護師さんが「血糖値を下げるという言葉そのものが，患者さんにとっては強めの聞き返しになることがわかりました．患者さんの気持ちになると，大好きな食べ物を食べるときにいつも血糖値のことが頭から離れない，というのがどんなに大変なことなのかが体験できました．辛いですね．特に HbA1c を下げるというのは難しいですね」と感想を述べてくれました．

　そこで，私が「血糖を下げる」ではなくて，「大好きなパフェを夜中に食べてしまって恥ずかしい．

だから血糖管理がうまく行っていない，もしかしたら先生に怒られるかもしれない」という気持ちを察しつつ「心配」という表現で聞き返してみたところ，次のチェンジトークへつながりました．このように，どの表現がどのように相手に届くかはトライしてみないとわからないので，皆さんも日々の会話の中で言葉の強弱を意識してみてはいかがでしょう．

コラム

チェンジトークには優しく！

　村田先生とチェンジトークについて，どのようにワークショップで参加者に伝えるとわかりやすいだろう？　と話したことがあります．村田先生が，「チェンジトークって，あっ　これだって飛びつくと逃げちゃうよね．水面に葉っぱが浮かんでいるのをみて，「あっ！この葉っぱ」って水をかいて取ろうとすると葉っぱが離れていってしまう．チェンジトークって私たちが躍起になって取りにいくものではなくて，優しく，引き寄せるようなものかもしれないよね．ゆっくり丁寧に扱うとまた次のチェンジトークが引き出されるよね〜」と．

　そのとき私は紙風船を使ったワークを考えていました．私は紙風船に"やる気"という息を吹き込んでふくらませても，その風船を強くたたいたり投げ返したりすると徐々にこの風船がしぼむことを使ってチェンジトークのワークをしたのでした．

　もし，皆さんが仲間同士で面接の練習をする際には，このチェンジトークへの反応，チェンジトークには優しく！　をぜひ練習してみてはいかがでしょう？　水面に浮く葉っぱや，紙風船など，何でもいいので具体的にイメージしながら練習をしてみると楽しそうです．きっと新しい発見がありますよ！

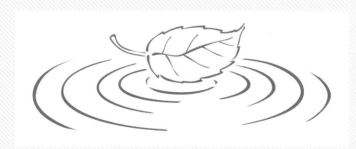

第5章

計画：具体的に計画する

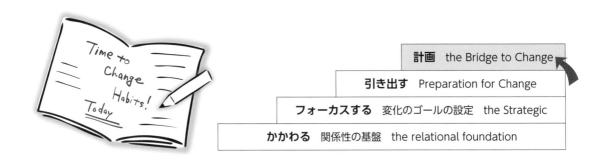

計画　the Bridge to Change

引き出す　Preparation for Change

フォーカスする　変化のゴールの設定　the Strategic

かかわる　関係性の基盤　the relational foundation

第1節　計画に移行するときのサイン

　面談が進んでくると患者さんからの発話は，「なぜ変わるか」から「いつ，どのように，何からはじめようか」という話題に移り始めます．行動変容が前提になってくると，患者さんは自分の行動計画をイメージし始めます．この段階に入ると，患者さんからは，できない理由や現状維持のままでよい，という維持トークは格段に減り，変わりたい気持ちと合わせて，どのように取り組もうか，と具体的な内容を考え始めますので「早速，○○から始めてみようかな」「まずは，△△からだな」などと力強くなってきます．これが，患者さん自身が変化する準備が整い始めたサインです．いよいよ「計画する」というプロセスの開始です．臨床家は，患者さんと一緒に具体的な計画を立案し，その目標が実際に行動に移行できるように支援します．すでに数回の面談を経て十分に患者さんとのかかわりがあり，患者さんが変化するための準備ができているときなどは，「計画」からスタートすることもあります．以下に患者さんと計画するプロセスへ入るサインを整理します．

1) チェンジトークが増える

　患者さんからのチェンジトークが増加します．準備チェンジトークが増えるにつれて実行チェンジトークも発せられます．実行チェンジトークは，コミットメント言語とも呼ばれ，チェンジトークの中でも勢いがあって強い言語なので見逃さず，OARSで反応しましょう．

2) 段階を踏むチェンジトークが聞かれる

　行動変容へ向かい始めると，患者さんはその方向に向かって一歩を踏み出すことがあります．例えば，運動をしようと思っている人が通勤時に履く革靴をウォーキング兼用のものに買い換えたり，野菜を中心とした食生活にしたいと思っている人が，お弁当箱を買ったり，料理本を買ったり，料理の

動画を見始めたりします．臨床家からするとわずかな一歩かもしれませんが，このような患者さんの取り組みを「是認」すると次の行動へつながり，行動変容への一歩の歩幅が徐々に大きくなります．

3）維持トークの減少

　患者さんのチェンジトークと維持トークの割合が変わってきます．維持トークが減り，チェンジトークが増えていくのもひとつのサインとなります．さらに「〜をするためには，××をしなくては…」などと具体的に何が障害なのか，何をすれば良いのかを話し始めるときもあります．

4）患者さんがある結論に達したかのように見える

　目の前の患者さんが内省を深めて両価性を解消し始めたとき，ある結論に達したかのように見えるときがあります．患者さんによっては，比較的長く沈黙するときもあります．「沈黙」が苦手な方もいるようですが，全ての時間を言葉で埋める必要はありません．10秒でも15秒でもいいので沈黙も大事にしてみましょう．沈黙も必要な時間です．

5）先を見越した発言をする

　患者さんから変化したらどうなるだろう，という先を見越した発言をすることがあります．将来のメリットを語るときは，以下のように「もし，○○したら，××になるかも」という文章で語られます．

　「ダイエットがうまくいったら…自分のお気に入りのスーツがかっこよく着られる」

　「もっと貯金ができたら…マンションの頭金ができる」

　「禁煙できたら…息子の奥さんから孫と遊んでいいっていわれる」　などです．

6）変わることへの質問

　患者さんから臨床家のみなさんに，自分の課題についてどのように取り組めば良いのか，と質問されることもあります．

　「血糖値を下げるために，さっそく，運動を始めたいと思います．お勧めの運動ってありますか？」

　「ネットゲームを減らしたいのですが，どこから手をつけるといいんでしょうか？」

　「断酒までは無理ですが，量を減らしたいのです．何かいいアイディアないですかね？」

　「禁煙外来には行きたいとは思いません．ただ，タバコに縛られるのはもうたくさんです．何かいい方法ないでしょうか？」　などです．

　この場合，患者さんから質問されているので，臨床家はその質問に応えるように情報を提供しても構いません．ただし，情報を提供する際はEPEを意識して，まずは相手の気持ちや考えを引き出してから，情報を提供しましょう．私は，患者さんが臨床家に尋ねる場合，本当にアイディアがない時と自分が考えていることが臨床家の考えていることと同じかどうかを確かめたい場合とがあるように思います．いずれにしても，尋ねられたら，すぐに情報を提供せずに「もし，よかったら，私から話す前にご自身の頭に浮かんでいることを教えていただけますか？」と促してみてはいかがでしょう．患者さんの考えも踏まえた上で，あなたからの情報を提供するとお互いに補完し合うことができそうです．

前述の1）から6）のようなサインを患者さんからキャッチしたとしても，計画の話をしても良いのだろうか，と躊躇することもあるでしょう．計画段階へ進んでよいのか迷ったらこれまでの話題を要約し，直接，患者さんに「そろそろ計画してみたいのですが，準備はいかがでしょう？」などと尋ねてみても良いかもしれません．

第2節　行動変容への自信とコミットメント

　いざ標的行動についての計画を立てようとすると「やっぱり今回はやめておこうかと思います．ちょっと自信がなくて…」という不安を訴える患者さんは少なくありません．面談は，階段やステージを順番に一段ずつ昇っていく，というよりも行きつ戻りつ，まるでらせん階段のように進むようなイメージがあります．患者さんからチェンジトークが語られ，面談の終盤が近づくにつれて「今度こそタバコをやめます！」というコミットメントが発せられる．そして，いざ計画しようとすると「でもやっぱり…タバコをやめるのは無理」「お酒はストレス解消には欠かせない」などの維持トークが患者さんから聞かれることはめずらしいことではありません．そのようなときは，少し面談のスピードをゆるめ，急がず冷静に（内心ではかなりがっかりしていても）患者さんの維持トークに注意深く耳を傾け，「せっかく，ここまで考えてきたのですから，もう一歩ですよ．計画たてちゃいましょう」というひと言はのみ込みましょう．

　ケース7の面談は，まさに計画段階に入った途端に尻込みを始めた男性社員と保健師さんの面談です．この社員さん，禁煙への重要度は高いのですが自信がない様子です．保健師さんがどのように面談を進めていくのか見てみましょう．

ケース7　禁煙の計画段階における不安を訴える会社員（Iさん，52歳，男性）

保健師1　：　さて，ここまでタバコをやめることを前提にIさんと一緒に考え，話を進めてきました．
健診結果から，年々，呼吸機能が悪くなっているし，血圧も高くなっている．まだ，お子さんが小さいこともあって，元気に仕事をしていきたい．家族の将来を考えると，自分が倒れるわけにはいかない．父親も自分と同じくらいの年代の頃に心筋梗塞で倒れている．これらのことを考えると，この機会にタバコをやめることを念頭に，できることから始めたいということでしたね これまでの要約 ．
さて，ここからはどのように取り組むか，具体的に計画してみたいのですがいかがでしょう？ 計画の段階へ移行

Iさん1　：　そうですね．はい．ただ，実は，以前にもチャレンジしたんですが，うまくいかなくて… 維持トーク：能力 ．

保健師2　：　そうなんですね…，きっぱりやめようと自力でトライしたものの…何か我慢できないことが起きたのでしょうか？ 閉じた質問

Iさん2　：　はい．そうなんですよ．2日間つらくて．半日まではまだ何とか我慢できたのですが．
頭は痛いし，イライラして集中はできないし，人にもあたるし，家族からそんな

にイライラするならタバコ吸えば，といわれて…．

保健師 3 ： そうでしたか…．そんな経験があったのですね．半日，何とか持ちこたえたものの，その後はかなり（カラダも気分も）安定しなくて辛かったのですね．そんな中でも半日，耐えましたね 是認：行動 ．

I さん 3 ： ええ〜…．そうですね．よく半日もったと思います．ただ，あと半日，せめて一日だけでもうまく乗り越えられたら，うまく行ったと思っているんですよね．

保健師 4 ： あの時，もう少し何とかできたら，と思い出されるのですね．そして，（タバコを）やめようとすると，以前の苦しかった経験が思い出されて二の足を踏んでしまう．できれば，以前のように苦しまずに乗り切りたい…という… 複雑な聞き返し：言外の思い ．

I さん 4 ： はい．そうなんですよ．何か，いい方法がないでしょうか？　血圧も血糖もあっちもこっちも気になるし，どこへ行ってもタバコのことは言われるし，いい加減，どうにかしたいんですよね チェンジトーク：理由・願望 ．

保健師 5 ： タバコ以外の事でも健康維持のために気になることがあるし，かと言ってタバコのことを後回しにするのもどうかという気持ちなんですね．わたし，今お話を伺って，いくつか方法を思いつきました．ただ，私がお伝えする前に，I さん，ご自身では何か頭に浮かんでいることがあれば教えていただけますか？ 質問に答える形で情報提供をする前に引き出す

I さん 5 ： ええ…　実は考えていたんですけどね．僕，禁煙外来どうかなって思っているんです．知り合いが 3 人とも，禁煙外来でやめたんですよ．特に僕の同級生なんて，肺がんの疑いで精密検査をうけて，結果が出るまでの間，よほど怖い思いをしたみたいで，すぐに禁煙外来に行ってタバコをやめたんですよ．

保健師 6 ： ええ，それで…．もう少しその先を教えていただけますか？

I さん 6 ： はい，最初の 1 週間，悪夢をみたりうなされたりしたそうなんですが，頭痛がなくなって，カラダが軽くなったって…．その同級生，1 日 30 本吸っていたんですよ．最近，廊下ですれ違ったら，以前はドス黒い顔していたのに，顔色もよくなっていてそして肌がつやつやしていたんですよ．階段なんかも使っていて…

保健師 7 ： そうでしたか．以前より顔色もよく，健康そうになっていて，エレベーターの代わりに階段も…その同級生の方の様子をみて，禁煙外来ならうまくいきそうっと 単純＋複雑な聞き返し ．

I さん 7 ： はい，そう思うんですが，どうでしょうか？

保健師 8 ： 私も禁煙外来をお勧めしようと思っていたところでした 質問に答えた ．

　　　　　会話は禁煙外来の情報提供と受診日について話し合って終了⇒その後，禁煙外来を受診．

　この会話から，社員は「何か，いい方法がないでしょうか？　血圧も血糖もあっちもこっちも気になるし，どこへ行ってもタバコのことは言われるし，いい加減，どうにかしたいんですよね」と述べており，禁煙への重要度が高いことがわかります．しかし，「今度こそやめます」とか「本数減らしてみま

す」などのコミットメントは述べていません．その理由は，面談の最初で社員さんが述べているように，過去の禁煙チャレンジがうまくいかなかった，という経験が関連しています．この例に限らず，私たちは標的行動への自信がなく，「〜できそう」と見通しが立たない行動へはコミットメントしません．しかし，この社員さんは保健師さんとの面談により禁煙への重要度がさらに高まり，「何か，いい方法はないでしょうか？」と尋ねています．相手から質問されたら，すぐにその質問に答えるように情報提供をしても良いのですが，この保健師さんは，自分から情報提供をする前に相手からアイディアを引き出しました．すると，「禁煙外来を受診する」という共通の方法にたどり着くことになりました．さらに，この社員さんは，禁煙外来で禁煙に成功した同僚の話をすることで，身近な人の成功体験を語りながら，徐々に「禁煙外来を受診してみよう」という気持ちが高まっているのがわかります．この面談の鍵は「タバコをやめる」という共通の目標に合意しつつ，どうやってそのゴールにたどり着こうか？という方法についてお互いの考えや情報を交換している点です．

　行動変容の主人公はあくまでも患者さんです．生活習慣の改善は長年続けてきた行動を変えることになりますので，なかなか決心がつかないことがあります．決心のつかない背景には，過去の苦い経験があったり，初めての取り組みへの不安だったり，身近に成功した人がいなかったりとさまざまです．そのようなときは，この例のように，情報交換のスキルを使い，本人の意見，考えや情報を引き出す（E），専門家としてもっている情報を提供する（P），提供された情報に対しての意見を尋ねる（E）を用いて一緒に計画を立ててみましょう．

　「時間がない」「早く行動目標を立てなくては」などと臨床家が患者さんを置き去りにせずに，この保

コラム

自己効力感と MI

　自己効力理論は Bandura によって考えられた理論で，私は面談で来談者の「自信」を引き出す際に，この理論を意識しています（松本千明著，2002）．「自分だったら，その行動をうまくやれそうだし，やることができる」と思えると行動を起こす可能性は高くなりますし，多少の失敗や困難があったとしても最後まで取り組むことができます．自己効力感の情報源はおもに４つあり，どれも私たち臨床家が積極的に患者さんから引き出すことができます．１つめは自分の「成功体験」で過去に同じかまたは似たような行動をうまくやった経験．こちらは，チェンジトークを引き出す戦略で引き出せそうですね．２つめは，自分と境遇の似た人が，その行動をうまくやるのを見ることで「代理体験」といいます．この代理体験は EPE を使いながら，臨床家と患者さん双方がもつ情報を交換することで共有できます．３つめは，あなたならできますよ！とその行動を客観的に判断できる人からの声がけで「言語的説得」といいます．言語的説得と似ているのは臨床家からの「是認」でしょう．来談者の長所，強み，行動の意図や解決策を含む考えや取り組みを言語化してフィードバックすることで行動変容の可能性を引き上げます．４つめは，患者さん自らがその行動をすることでの心身の状態から判断すること「生理的・情動的状態」です．こちらは，面談で患者さんからの「段階を踏むチェンジトーク」を見逃さず反応することで強化できそうです．「食べたくなったときに外を歩いてみたんです」という患者さんがいたら，「やってみてどうでしたか？」と尋ねるという具合です．MI で自己効力感を引き上げることはできそうですね．

（松本千明：医療・保健スタッフのための健康行動理論の基礎．医歯薬出版，2002．）

健師さんのようにPACE（精神）を大切に，最後まで患者さんが自己決定できると信じて支援したいものです．

第3節　維持トークと不協和への対応

第4章の第2節で紹介しているように，維持トークとチェンジトークはコインの裏表のような関係です．両価的な状態は，一方には「変わりたい気持ち」，もう片方には「変わりたくない気持ち」があるという状態なので，維持トークは標的行動とともに語られます．患者さんからの維持トークへの対応にはいくつかあります．基本的には第1章第6節で紹介している「聞き返し」のスキルを活用します．

1）維持トークを単純に聞き返す

患者さんが述べた維持トークをそのまま繰り返しオウム返しをするか少し言い換えます．

2）増幅した聞き返しをする

この聞き返しをする際には，いやみにならないように落ち着いた声のトーンで聞き返すことがコツです．患者さんの言葉を正確に捉えながらも，多少，強度と確信を加えたり，誇張する意図の背景は，両価性の片側を引き出すことであり，これにより，チェンジトークを引き出すことができるからです．

> **女性（Mさん）**：　いつも食事を変えるように言われますが，私は元気だし問題ないと思っています．
>
> **栄養士**：　…というと，Mさんの食生活全般を見渡すと完璧，という…．
>
> **女性**：　う〜ん，完璧かといわれるとちょっと苦しいですね．多少，まずい点があるかもしれません．
>
> **栄養士**：　多少，まずい点があるとしたらどんな点なのか，教えていただけますか？
>
> **女性**：　ええ…食事のバランスは良いと思っていますが，量が多いかもしれません．だから，体重が減らないのだと（お腹をさする）．

3）両面をもった聞き返し

両面を持った聞き返しは，患者さんの両価性を言語化する聞き返しです．維持トークとチェンジトークを「しかし」で接続せずに「そして」とか「〜というものの」とか「〜という一方で」という接続詞でつなげます．人は最後のセンテンスや言葉をより鮮明に記憶するため，どの情報を先に述べどの情報を後に述べるのかがポイントになります．維持トークの次にチェンジトークを述べるようにしてみましょう．

> **男性**：　最近，仕事の人間関係がうまくいかなくて，体重も飲酒量も増えているよ．好き放題，食べたり飲んだりしているとそのときはスッキリしているんだけど，<u>後でまずかったと思うんだよね</u>．
>
> **友人**：　そっか，いやなことを紛らわすために，食べたり飲んだりしていると，そのときは気分が落ち着くその一方で，飲酒量もそして体重も，このままいくと，どうなるんだろ

う…とちょっと心配になっているんだ.

4) フォーカスをずらす

患者さんをラベリング（○○だと決めつけること）しないように気をつけることが大事です.

> **男性（Lさん）** ： 先生，私が昼からお酒を飲んでいるから，アル中だと思っているんでしょう？
>
> **医師** ： Lさん，私はあなたがアルコール中毒かどうかではなく，あなたのお酒の飲み方を心配しているのですよ.
>
> **男性** ： というと？　先生は私のことを病気だとは思っていないのですか？
>
> **医師** ： 私が気になっているのはあなたのことです. どんなときにお酒をたくさん飲んでしまって，こうして落ち込んだ気持ちになるのか. あなたの気持ちが少しでも落ち着けば…と思っています.
>
> **男性** ： そうでしたか. ありがとうございます. 実は….

5) リフレーミング：患者さんが発した言葉を異なった意味や視点で表現する

維持トークのもうひとつの対応としてリフレームというのがあります. これは，その人の見ている視点に新しい視点を加えたり，少しだけ異なる見かたを加えることです. この例のように実は，自分が大事にされている，ということに気づいてまた，頑張ろう！と思うきっかけになることもあります.

> **男性** ： 妻はいつも私の食事や飲酒についてガミガミとうるさいのです.
>
> **看護師** ： 奥さんは，心から心配されているんですね.
>
> **男性** ： そうはいっても，いちいち食べ物を指定するから，息が詰まるよ.
>
> **看護師** ： 奥さんは，あなたの血糖管理のために自分ができることを手伝いたいと必死なのかもしれませんね.
>
> **男性** ： そういわれるとそうかも…しれないなあ.
>
> **看護師** ： 奥さんのおかげって思うことも.
>
> **男性** ： あるよ. こうしてうるさく言われたおかげで体重は減っているからね.
>
> **看護師** ： 奥さんへの文句はあるものの感謝したい気持ちも，ちょっとは….
>
> **男性** ： そうだね. ありがたいと思うよ. これからも妻と一緒に頑張りますよ.

6) 自律を尊重する

行動変容の主導権が患者さんにあることを伝え，自己決定を尊重するようにかかわる.

> **患者** ： タバコの次はお酒ですか？　どうせ，お酒をやめろっていいたいんでしょ！
>
> **医師** ： 自分がお酒とどのように付き合っていくか決めるのはあなたなので，誰もあなたに無理じいすることはできませんね.

7) 患者さんからの不協和に謝る

　不協和は面談の維持と継続性への赤信号なので，信頼関係を再形成する上で臨床家が誤解していたり，間違った情報を伝えたりした場合は心から謝ることです．

> **患者** ： 先生，私のことなんて何もわかっていない．それにこの前と話が違うじゃない．もう来ないわ！
>
> **医師** ： すみません．あなたのおっしゃっていることを十分に受け止めていなかったようです．それから，前回，私がお伝えした情報との食い違いがあってすみません．

8) 情報を提供するときの配慮

　情報を提供する際には，優先順位を決めて，情報量は少なめに，相手がすでに知っていることは最小限に，患者さんが理解できる表現で，相手の理解のスピードを確認しながら，という点を心がけてみましょう．患者さんからの質問が自分の得意な領域だったり，よく知っている事柄だったりすると，患者さんが必要としている情報以上の情報を話す傾向があるでしょう．臨床家（私も含め）は，自分が話し過ぎるということを自覚しておくとよいかもしれません．

9) かかわるプロセスにおける不協和

　面談の初期段階，扉をあけて部屋に入ってくるなり，あなたに怒りを見せる人，防衛的な人がいるでしょう．あなたとの面談が強制的で，本人の意に沿わない場合だったり，以前，他の似たような場面において自分が不当に扱われた経験などが，患者さんを不機嫌にさせているのかもしれません．このような患者さんを目の当たりにすると，びっくりしてしまうものです．この患者さんとあなたとのかかわりが初回であれば，「これまで，何を言っても聞いてもらえない，どうせ言っても無駄だと思うような経験をされたのですね」などと相手の感情を言語化し，相手が少し落ち着くのを待ってから面談を進めるほうがよいかもしれません．患者さんの言動に与える臨床家の影響は大きいといわれていますので，2

コラム

海辺で一人，たたずんでいる人に抵抗は生まれない

　抵抗（維持トーク＋不協和）という状態は，患者さんまたは臨床家のどちらかが単独で起こるものではありません．あなたが海辺でひとり，たたずんでいるときに抵抗が生まれとしたら，それは，後ろから誰かがあなたを押したり，不愉快な言葉をかけて来たときでしょう．

　抵抗は両者の関係性が硬直したときに起こりますので，例えば，患者さんが変わりたくないと思っていることを責めたり，面談がうまく進まない，治療が予定通りに進まないことなどを患者さんのせいだと思ったりすると相手に伝わります．維持トークは標的行動についての発言で面談の黄色信号，不協和は面談者との関係性についての発言で赤信号といわれます．面談をドライブにたとえると抵抗はブレーキのようなものです．不協和の対応も維持トークの対応と同様に対応できますが，目の前の人をラベリングせず，行動の選択権があることを相手に伝え，自律を尊重する．あなたが発する言葉，声のトーンや話すスピードも含め，かかわり方が変われば相手も変わると思います．

回目以降の面談における不協和は，臨床家であるあなたのかかわり方について，ちょっと違いますよ，考えてみましょうという赤信号の点滅です．

第4節　SMART にゴールを設定する

　ここでは，行動計画を作成する際に医療やビジネスなどのさまざまな領域で活用されているコンセプト「SMART モデル」を参考にしてみたいと思います．このモデルは，1981 年に経営コンサルタントの Duran が経営学雑誌に発表したのが最初だといわれています（西垣悦代編著，2015）．

表 5-1　SMART　ゴール

S specific	具体的，特定されたこと　シンプルなこと （例）半年で体重を 5 kg 減らす
M measurable	測定可能であること　数字になっている　あなたにとって意義があるゴール （例）体重を測定する （例）カラダが軽くなることで怪我を予防できる
A achievable	達成可能であること （例）減量のために週 4 日　運動できるか？
R realistic	現実的であること （例）天候が悪いときや体調の悪いときの代替案はあるか？
T time-bound	設定期間内に目標達成できるか （例）7 月までに達成できるか？

1）S　specific 目標行動を明確にする（ゴールを設定する）

　例えば，血糖管理のために体重を減らす，という目標にします．そのときに，具体的な数値目標を決めることが必要です．スッキリするとか気分を変えるという目標だと曖昧なので，行動目標は具体的であることが必須です．

　例：3 カ月で 5 kg 減らす

　　　次の期末試験は数学のテストで 60 点取る

2）M　measurable 測定可能かどうか？

　体重や体脂肪率が目標であれば，体重計（インピーダンス付）で測定することができますね．それをカレンダー等に記載すればよいのです．数学であれば，問題集を解く，予想問題を解くなど簡単な確認テストをこまめに実施すると点数によって理解度がわかります．ここで大切なのは，進んでいることやうまくいっているかどうかを客観的に把握できることです．

3）A　achievable 達成可能かどうか？

　次に掲げた目標が実際に達成できるか，達成の可能性について考えます．このとき，目標を達成するために，患者さん自身に必要な知識，それを達成するための技術や能力，そして活用できる資源があるかを確認します．

減量を目標とした場合，食事制限や運動に関する知識があり実際に食事制限ができるかどうか，または週3日以上，歩くことができるか，ジムなどで運動ができるかどうか，などを考えます．

さらに，食事制限を目標とした場合，外食の誘いがあったり，雨が降って外で運動ができないときなどの，さまざまなハードルがある中で，減量プログラムを継続できるかどうかを具体的に考えておく必要があるでしょう．

数学の成績アップであれば，問題集を毎日，自分が決めた分を解き進めることができるか．解けなかった問題の解説を尋ねる人がいるかどうか．

以上のように，不測の状況も考慮し，各目標について，自分なりにある程度の「見通し」を持つことが目標達成には不可欠です．

4）R realistic 現実的であること Relevant 関連性があること

患者さんの目標が本当に自分自身の人生において，例えば人生の質，楽しみ，大事にしている価値と関連があるのか？という根本的な部分を再確認します．MIの第3段階「引き出す」のプロセスにおいて十分に患者さんから引き出されているかもしれませんが，計画段階に入ると，徐々に視野が狭くなっていきます．ですから，ここで，以下の質問に改めて答えることが，コミットメントを強化することにつながるでしょう．

例：あなたがしようとしていることは，今のあなたのライフスタイルから考えて現実的ですか？

目標を達成するために，関連する行動ですか？

この目標は，あなたが喜んで取り組もうとしていることですか？

あなたがしようとしていることは，あなたの人生において大事なことですか？

今，このタイミングですべきことですか？

この取り組もうとしていることは，あなたのニーズと一致していますか？

5）T time-bound 設定期間 またはいつから開始するのか？

せっかく，目標を決め，具体的な計画を立てても実行に移さないと現実は変わりません．実行チェンジトークを引き出しつつ，以下のような問いをするとよいでしょう．

例：さて，いつからはじめますか？

今から，○○カ月までに何をしますか？（例：次の面談までに何をしましょう？）

まずは，今日，何からしましょうか？

第5節 行動計画を具体的に立てる

1）具体的なゴール（目標）を設定する

目標設定における目標は，あまりにも現実からかけ離れていると，机上の空論となってしまい実行性が低くなります．前述したSMARTモデルで計画を立てていく際にも，よい目標とあまりよくない目標があります．左側の目標と右側の目標…どちらがより実行に移せるでしょうか？

例：きれいになる VS ウエストを5cm引き締める または体脂肪率を30%から25%へ減らす

頭がよくなるようにする VS 前期末の数学の試験をパスする

ちゃんとする VS 仕事開始の10分前には自分のデスクに座る

しっかり食べる VS 3食の食事の際に野菜サラダを加える
ふつうにする VS 毎月，給料の一割を貯金する
がんばる VS 授業には休まずに出席する
ビッグになる VS 大学卒業後には○○の仕事に関連する会社へ就職する　など

　左側のような漠然とした目標を掲げて面談を終えると，患者さんは次の面談までに何ひとつ行動に移すことができずに終わることが多々あります．また，以下のように現実的に考えてみると，これはかなり無理があるのでは？　と思うような計画や，この目標では効果が実感できない，というような目標を口にする場合もあるでしょう．

「体重を1週間で10 kg減らす」
「減量のために月に1回，1時間歩く」　など

　「体重を1週間で10 kg減らす」という目標は，現実的には難しいでしょう．1週間でどれくらいの体重を減らすかは，過去のダイエット経験を尋ねる必要があるかもしれません．また，2つめの目標のように，行動に移したとしても望む結果と結びつかないものもあるでしょう．減量を目標とした場合，ひと月に1回，1時間の歩行を実施したとしても，気分転換にはなりますが，減量には結びつかないでしょう．最低でも週2から3日以上，30分以上の有酸素運動の実施が必要です．このような場合は，情報を交換するスキル（EPE）を使いながら，再度，行動目標の設定をし直す必要があります．

2）方法とターゲットを絞る

　「減量」「血糖値のコントロール」「コレステロールを下げる」「血圧管理」などの生活習慣病の予防や改善を目標として掲げた場合，この目標を達成するためには複数の方法を組み合わせて取り組むことになります．例えば，40代の女性が「カラダを絞りたい」という漠然とした目標を掲げたとき，どのような状態が「絞れている」のかを明確にした上で，体重と体組成の測定結果から，体脂肪率が30％を超えていれば，30％台から28％以下へ落とす，ウエストを3 cm減らす，という測定可能な目標にすると同時に，そのためにどのようにアプローチするのかも考えていきます．ウォーキングやジョギングのような有酸素運動を30分単位で実施するのか，家事をこまめにするようにし，日常生活の身体活動量を上げるのか，また，現在の食事の摂取状況から何をどのように変えるのか，睡眠時間や食事のリズムをどう変えるのかなど，複数の方法から目標行動を選択していくことが必要です．

　計画段階へ話題を移行する際には，面談全体を整理して，最終的なゴールを見据え，行動目標への動機，価値観を改めて確認し，目標自体が現実的かどうかを再度考えます．設定した行動目標についての自信度を確認するのも良いでしょう．そして，面談のまとめとして患者さんが述べた計画を要約します．第2段階のフォーカスと連動させて整理してみましょう．

3）明確な計画がある場合

　明確な計画がある例として，貯金について考えてみましょう．ある20代の女性が友人と海外旅行を計画しています．来年の夏休み4泊5日でアジアのリゾート地へ行くために20万円を貯金したいと思い行動計画を立てることにしました．SMARTモデルで考えてみましょう．

S	具体的であること	（例）一年で20万円貯金する
M	数字になっている	（例）貯金用の口座に振り込む（ひと月に1万円＋ボーナス時8万円）
A	達成可能であること	（例）過去数年の家計簿から考慮した． 給料日に貯金口座へ送金する．
R	現実的であること	（例）冠婚葬祭などの急な出費を考えて，偶数月は1万5千円貯金する．
T	設定期間内で目標は達成可能．半年後に一度チェックする！	

　この計画の段階では特に「R　現実であること」を考えることが，目標達成の鍵を握りそうです．このモデルが誕生したのが1980年代，現代はこのRに「responsibility　自分の責任で行える」，「reasonable　合理的な目標か」，「results-oriented　結果を重視した目標か」，さらに「rewarding　やりがいのある目標か」という意味も含まれるようになっています（Levounis P et al, 2017 chapter 6）

　この女性の場合は，事前に家計簿をつけて出費の多い月やその内容なども確認してから計画を立てていますので，不測の事態への対処も現実的だと思います．この例のように計画通りに進まないことは当たり前として考え，事前に予測しその対処も併せて考えておくと安心できそうですね．

4）行動変容の計画がいくつかある場合

　ここで，2）の40代女性の「カラダを絞りたい」という目標への行動計画を立ててみましょう（図5-1）．面談ではこの図のように，減量・体脂肪を減らすために取り組む話題を可視化してから具体的な計画へ移行しましょう．

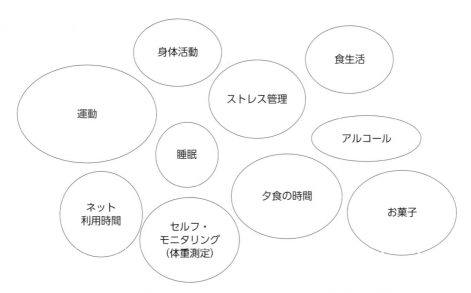

図5-1　40代女性の減量・体脂肪を減らすことに関連する話題

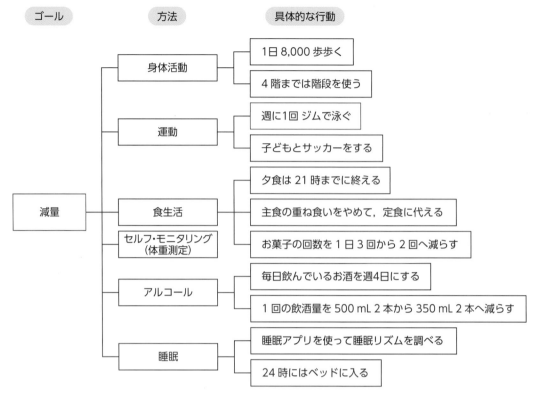

ゴール　　　　　方法　　　　　　具体的な行動

身体活動
- 1日8,000歩歩く
- 4階までは階段を使う

運動
- 週に1回ジムで泳ぐ
- 子どもとサッカーをする

食生活
- 夕食は21時までに終える
- 主食の重ね食いをやめて，定食に代える
- お菓子の回数を1日3回から2回へ減らす

セルフ・モニタリング（体重測定）

減量

アルコール
- 毎日飲んでいるお酒を週4日にする
- 1回の飲酒量を500 mL 2本から350 mL 2本へ減らす

睡眠
- 睡眠アプリを使って睡眠リズムを調べる
- 24時にはベッドに入る

図5-2　40代女性の減量・体脂肪を減らすための方法と具体的行動の例
（Antoine Douaihy, Thomas M：Kelly, Melanie A Gold. motivational interviewing：A guide for medical trainees, oxford（2014）p 50を参考に作成）

　図5-1で整理した話題を図5-2を使ってもう少し具体的に考えてみましょう．

　話題としてあげられた内容はこの図では「方法」に入れます．そして，具体的な行動というのが標的行動に相当します．この図では，食生活の具体的な行動の要素に「夕食の時間」や「お菓子」を入れていますが，食事をもう少し細かく計画したい場合は，これらを「方法」として扱い，具体的な行動をさらに詳細に考えます．例えば，方法に「お菓子」と追加し，具体的な行動として「就寝前のアイスクリームをやめる」「チョコレートを毎日から週3日にする」「お菓子を食べる時間を決める」などとします．

　次に，話し合った標的行動をどこから実行に移すかを決めます．面談が計画段階へ進んでいくと，患者さんは，どのように実行しようかと具体的に考え始めています．この女性の例でいうと，「通勤時に30分歩くことも含めて1日8,000歩歩いて，お菓子は1日1回にして，お酒も…」と話すかもしれません．そこで，まずはどこからはじめたいのか？　優先順位を決めてプランAからスタートします．まずはプランAを走らせながら，様子をみながらプランBを取り入れていくということです（図5-3）．

　このとき，皆さんが患者さんに「駅まで2駅歩いたほうがいいと思います」「週末のサッカーよりはジョギングのほうが良いと思います」というコメントをするよりも大事なことがあります．それは，皆さんが専門家として，患者さんが取り組もうとしている計画全体を広い視野で客観的に見守ることです．ガイドとしての役割を思い出してほしいと思います．最初は，図5-3に示したようにプランAから実施したとします．徐々に，運動だけでは体重が変化しなくなってきますので，そのときには，当

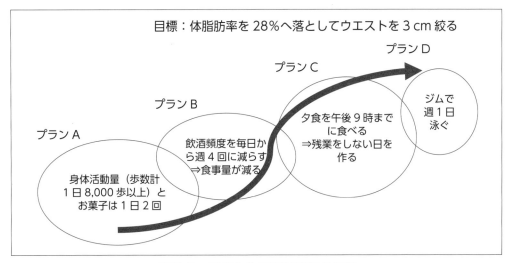

図5-3　40代女性の行動変容の計画例

然，食事や飲酒のほうも考慮することになるでしょう．ですから，計画通りに進めることを目的にせずに，計画の実施状況や成果（体重の減り具合等）を確認しながら，柔軟に考えて取り組んでいくようにしましょう．

　ただし，フォーカスのところでも話題にしましたが，一度に扱う標的行動は2～3つくらいにしましょう（第3章　コラム　「多すぎず・そして少なすぎず！」参照）．

5)　予定通りに計画が進まない場合のことを考える

　計画段階において，もうひとつ考えておくことがあります．それは，何らかのアクシデントやトラブルが起きたときの対処法です．どんなに練り上げられた計画であっても，途中で変更することを余儀なくされたり，または，計画を進めるにあたって，トラブルが発生したりすることがあります．ですから，「もし～が起きたら，どうするか？」という具合に考えておくことが必要です．

　たとえば「3カ月で体重を3kg減らす」というゴールを決め，具体的に行動計画を考えます．

　目標：毎日30分歩くことを目標行動にした

　もし雨が降ったときはどうするのか？

　また，台風で週末に歩けないときはどうするか？

　残業が多い月末の時期はどうするのか？

　など…毎日歩くことを行動目標にしつつも，天候や仕事の量などによってウォーキングの頻度が増減することがあらかじめ予想できます．そのときの代替案を考えておくと，○○だからできなかった…だから，もういいや！というように，計画全体が総崩れになるのを防ぐことができます．

　先ほどの例でみると，プランAの場合，身体活動量の目標として1日の歩数を8,000歩以上としています．もし，月曜日は6,000歩だったとしても火曜日は10分多めにどこかで歩く（だいたい，10分で1,000歩くらい：歩幅にもよりますが），そして1万歩を目指す．1週間の平均で8,000歩以上，とすると目標達成率が高くなり，やる気も持続できる．雨が降ったときは地下道を歩く，自宅でその場足踏みをする，またはスクワットを100回する，などの代替案を決めておくと，今日は何もできなかった，という日が少なくなり，行動の継続の励みになると思います．

最後に，面談のまとめとして患者さんが述べた計画をサマライズして面談を終えるようにしましょう．

　今日の面談であなたがなさりたいと思っていることは，今までのように今後もおしゃれを楽しむために，体脂肪率を下げて，ウエストをもう少し引き締めたいということでしたね．

　40代という時期なので，基礎代謝が落ちること，太りやすくなることを気にされているということでした．そこで，身体活動を高める方法，運動の実施，食事や間食，飲酒等についていくつか取り組めそうなことを一緒に考えてきました．まずは，携帯アプリを活用して，1日8,000歩という目標を決めましたね．普段はだいたい5,000歩前後ということなので，通勤時に歩いたり，会社で階段を利用したり，など具体的な行動をイメージして8000歩にしましたね．そして社内でのおやつタイムが多いので，毎回いただいたお菓子をすぐに食べずに，まずは机にいったん入れ，夕方の夕飯前のおかしは控えてみるということでしたね．食べたくなった際は席を立って，お茶を飲んでみるという対処法を試みてみる，ということでした．私が言い忘れたことはありませんか？　この目標をいつからやりましょうか？

さぁ，ここまで来たら，後は患者さんの実行力を信じて次の面談を楽しみに待つようにしましょう．

M I 第2部

事例でみる動機づけ面接

動機づけ面接の臨床への適用

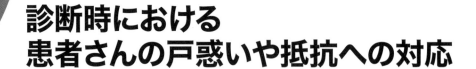

第6章

診断時における
患者さんの戸惑いや抵抗への対応

　　この章は，糖尿病と診断された患者さんの戸惑いや抵抗（病気を受け入れたくない気持ち）に，臨床家がどのようにかかわると良いのか，自分だったらどのようにかかわるだろうかという視点で読み進めていただければと思います．

　　患者さんとの出会いはまさに「かかわり」のスタートです．面談プロセスの第一段階である「かかわる」は，患者さんとの信頼関係，治療同盟の構築など，今後の面談の行く末を左右する，治療全体の基盤となります．この章では特に「動機づけ面接（motivational interviewing，以下 MI）の「スピリット」「かかわる」「抵抗」の 3 つの視点で事例をみていきましょう．

　　なお，本章では，臨床家からの複数のインタビューをもとに面談を作成しています．事例としての患者さんの面談ファイルのプロフィールは全て架空のものです．事例の発話内（小文字）は，発話者の考え，░░░ は MI 解説を入れています．

　　各事例の後には「臨床家の声」として臨床家からのコメントがあります．臨床家がどのようにそれぞれの現場で動機づけ面接を活用しているのかをインタビューを通してまとめています．

事例1　地域における家庭医との会話

	面談ファイル1
対象者	Dさん，40 代男性　公務員 数年前から血糖値が高いことを指摘されていたものの放置していた． 体調不良で最寄りの内科を受診 尿糖　＋2 血糖自己測定器にて食後 3 時間血糖値 126 mg/dL 糖尿病の家族歴あり 3 カ月で体重が 5 kg 増加
面談者	医師
面談場面	診療所　内科

医師1 ： こんにちは．Dさん．今日は，頭が痛くてだるい，風邪気味ということですね．

男性1（Dさん） ： はい．そうです．のども痛くてとにかくカラダがだるいんですよね．

医師2 ： はい，それではまず診ましょうね．そうですね…多少，喉も少し赤いですね．咳も出ていますので，初期症状だと思います．手洗いとうがいをして，あとお忙しいと

思いますが睡眠もとってくださいね．疲労が一番風邪の回復には悪いですから．念のためちょっと弱めのお薬出しておきますね．

男性2 ： はい，わかりました．ありがとうございます．ただの風邪なんですね．良かった…

医師3 ： ええ，そうですね（問診票を見て）．あ〜っそれはそうと，5年前からドックで血糖が指摘されているようですね MI 不一致：直面化．

男性3 ： …（ぎくっ）はい…．職場の保健師さんからも指導されています．合併症のことや食生活のことなど．ただ，あまり，ピンと来なくて 維持トーク：理由．

医師4 ： そうでしたか．職場の保健師さんからも指導されているのですね（単純な聞き返しをしてみたぞ）（批判的なニュアンスを含む場面）MI 不一致：直面化．

男性4 ： まぁ，うちの会社の保健師は熱心ですから．ただ，今日は体調悪くて来ただけなので（再検査のつもりではないんで）もういいですかね？ 抵抗：不協和

医師5 ： …う？ん，ちょっと待ってくださいね．今日の尿検査でも尿糖が出てましたね．先ほど，念のために指先でぱちんとできる簡易型のもので血糖も見たのですが，このまま何もしないと徐々に糖尿病まっしぐらですね MI 不一致：許可のない情報提供と直面化．

男性5 ： …沈黙（下を向いてポケットから携帯を出した）抵抗：沈黙

医師6 ： …今だとまだ間に合いそうですよ．ただこのままほっとくと保健師さんが言うような合併症も心配ですね（あっ！これって間違い指摘反射だったかも）．

男性6 ： はぁ…そうですか（あー始まっちゃったよ，早く終わらしたいなぁ）抵抗：無視．

医師7 ： （反応しているから，もう少し情報を提供してもいいのかも）ええ，Dさんもお薬のみたくないでしょ？今ならまだ間に合いますよ MI 不一致：直面化．

男性7 ： はい…．わかりました（ここは素直に返答しておこう）．

医師8 ： まだ，お若いですし運動をしたり，ちょっと食事に気をつければいいんですよ（良かった．納得している様子だ．これならきっと生活改善をしてくれるだろう）MI 不一致：許可のない情報提供．

男性8 ： はい…．先生，わかりました．ご心配，ありがとうございます．

医師9 ： まぁ，そうですね．いますぐに薬という段階ではありませんが，このまま放置するのはお勧めしませんね（よし，もうひと押し）MI 不一致：直面化．

男性9 ： わかりました．ありがとうございます．できるところから取り組みます（とりあえず，この話を打ち切ろう）不協和：受動的．約束をしない．

医師10 ： ええ！是非，頑張ってください（よし，コミットメント言語を引き出したぞ）．
糖尿病の方は，次回の予約を取りましょう．いつ，来られそうですか？

男性10 ： そうですね？…．え〜…　はい．今，まだ先の予定がわからないので，また，来るときには電話します（よし，早く帰ろう）不協和：受動的．約束をしてない．

MI 不一致行動と心理的抵抗

この最初の事例は，MI 不一致行動と心理的抵抗について考えていきます．

この事例の医師は，目の前の患者さんの将来と健康についてとても心配しています．早めに対処すると，きっと少しでも糖尿病の進行と発症を遅らせることができる，と心から思っています．伝えている

内容はどれも男性にとっては事実で耳が痛い話です．思いやりはあるものの，その気持ちが相手に伝わっていない面談のようにみえます．

患者さんに情報や知識を届けるためには，聴く耳をもってもらうことが大切です．相手の聴く準備ができていないときに事実をありのままに伝えることを「直面化」といいます．臨床家が患者さんに変わることを強制したり，正しい情報を伝えてプレッシャーをかけたり，意識的に患者さんをある方向へ操作しようとすると，患者さんはが防衛的になります．つまり心理的な抵抗が強くなると，患者さんは自分自身を守ることに意識を向けるので「聴く耳」は閉じられます．

具体的にみると医師3で，人間ドックで5年前から指摘されていることを男性に伝えています．これは，すでに男性が知っている事実を再度，言い直しています（直面化）．すると男性は「いろいろ言われているけどピンとこなくて」という現状維持の理由を述べています．医師4ではたたみかけるように，再び「保健師さんからの指導があったのですね」と直面化しています．その後も許可のない情報提供と直面化，説得が続きます．

男性5からの発話をみると，男性が徐々に話さなくなっているのがわかるでしょう．男性5以降の沈黙の後は，「そうですか」「わかりました」「ありがとうございます」しか述べていません．これは，一見すると医師からのアドバイスに同意しているようにみえますが，これらの言動も他者からのアドバイスに抵抗するスタイルです．この面談の医師による「直面化」と「説得」をMI不一致（エムアイふいっち）と呼びます．

この例に限らず，臨床家によるMI不一致の言動は，いくら患者さんへの思いやりがあったとしても抵抗の引き金になります．「この人は私の話を聞かない」「何をいっても批難される」「正直に言うと説教される」などと患者さんに思われたら，いくらあなたが熱心に話しても患者さんの聴く耳は閉じたまま．「またか，適当に相槌を打っておこう」「正直にいうと怒られる」「この辺りで，やります，って言っておかないと帰れない」などと思い「ええ，先生がおっしゃることはもっともです．できるところからがんばります」とあなたの話を途中で遮るか，辛抱強くあなたが話し終わるのを待つようになるでしょう．

この例にみられるように，心理的な抵抗は患者さんが臨床家側からの強い圧力を感じたり，自らの自己決定を尊重されない，と無意識に察知することから起きる反応です．面談初期は特に，患者さんとの信頼関係の形成のためにもMI不一致行動を控えましょう．

それでは，どのように面談を進めれば良いのか次の例からみてみましょう．

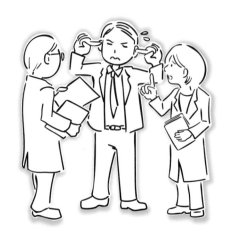

動機づけ面接を最後まで活用した面談事例

医師1 : こんにちは，風邪ぎみということで，今日はこちらにいらしたのですね？

男性1 : はい，そうです．のども痛いし，とにかくだるいんですよね．

医師2 : はい，それではまず診ましょうね．そうですね…多少，喉も少し赤いですね．咳も出ていますので，初期症状だと思います．手洗いとうがいをして，あとお忙しいと思いますが睡眠もとってくださいね．疲労が一番風邪の回復には悪いですから，念のためちょっと弱めのお薬出しておきますね．

男性2 : はい，わかりました．ありがとうございます．ただの風邪なんですね．良かった…

医師3 : それはそうと，今回，風邪をひいたことやカラダのだるさと関係あるかもしれませんので，ちょっとお話してもいいですか？ `MI 一致：協働機会の探索＋情報提供の前に許可を得る`

男性3 : はい…はい…なんでしょう？

医師4 : 尿検査の結果の件です．尿検査で，尿糖，つまりおしっこに糖が混じっていたのです．検査の結果，2プラスでした．通常，腎臓では糖を再吸収するようになっているので，この値になるのはちょっと心配なんです．もう少し話してもいいですかね？先ほど，念のために指先でぱちんとできる簡易型のもので血糖も見たのですが，やはり少し高めの値でした．何か思い当たることありませんか？ `P 情報提供：質問に答える形で情報を提供 ＋ OQ 開かれた質問`

男性4 : う？ん．どうだろう？？そういえば…・5年前から職場の健康診断で糖尿病だのなんだの… 血糖が高いとか何とか… と職場の保健師さんに言われたような気がします．

医師5 : そうでしたか．職場の保健師さんからもお話があったのですね `SR 単純な聞き返し`．その健診の後，どうされていたのでしょう…？ `OQ：引き出す`

男性5 : ええっ，そうですね，あまり体調にも変化がないし，元気だったので，そのままにしていました（あ？っ！つい正直にいっちゃったよ．また説教が始まる）．

医師6 : 再検査をしたことは…（これまで再検査を一度もせずに放置したんですね…という言葉を飲み込んだ．間違い指摘反射を含んだ言葉には要注意）

男性6 : ええ，実は再検査って時間がなくて，私，公務員なんですが，そんなに世間が思うほど暇じゃないんですよ `維持トーク：理由`．

医師7 : そうですよね．部署によっては残業も多いし人手が足りないと聞きますね `CR 複雑な聞き返し：仮説検証＋パラフレーズ続ける`（自分の仕事を暇だと思われているのが嫌なんだな）．

男性7 : ええ，最近，ちょっと人手が足りないんですよ（わかってくれた．なんか嬉しい）．

医師8 : それは大変ですね．時間のやりくりが苦しいと，ついつい自分の健康のことは後回しになってしまいますかね… `CR：状況と行動＋協働機会の探索（seek）`．

注）SR Simple reflection；単純な聞き返し　　CR Complex reflection；複雑な聞き返し
　　S Summarizing；要約　　A Affirming；是認
　　OR Open-ended questions；開かれた質問　　CQ Closed questions；閉じた質問

男性8 ： そうそう．全くその通りなんですよ

医師9 ： …そんな中でも今日，受診されたということは，ご自身の体調に不安を感じたんですかねぇ CR：受診した気持ちを言語化．

男性9 ： はい，ちょっとカラダのだるさが…気になって．血糖については…このままほっとかない方がいいでしょうかね？ 弱めのチェンジトーク （うちの家系糖尿だからな．ちょっと心配になってきた）

医師10 ： ええっ…．そうですね〜…．そう思います．ただ，ご家族で血糖が高い人がいたり，急に体重が増えたり，ということがなければ，もう少し様子を見るというのもありますが P＋弱めに聞き返している．

男性10 ： えっ！実は，うちの場合，父親が糖尿病なんですよ．それにここ数カ月で体重も5 kg 増えたんですよ．大丈夫ですかね…？ チェンジトーク：現状維持の不利益と将来の懸念．

医師11 ： う〜ん，どうでしょう．後はＤさんがどのように考えるかですね．これ以上悪くならないように取り組んでもよい時期だとは思います P 情報提供：自律を尊重しつつ質問に答える形で．

男性11 ： そうですか．まだ間に合いますかね？ （この先生なら，自分の話を聞いてくれるし，説教されないしまた来てもいいかも）．

医師12 ： そうですね．今すぐに治療が必要なのか生活を見直すことで血糖が安定するのか，ちょっとわからないので，次回，採血をしてみたいと思うのですが…どうでしょう P：質問に答える形で情報を提供＋OQ：次のプランについて提案をして相手の反応を引き出している．

男性12 ： はい，わかりました．

医師13 ： その時までに何か，ご自身で取り組めそうなことがあれば，とも思うのですが．いかがでしょう？ 相手の自律を尊重しながら引き出す

男性13 ： そうですね…はい．次回の血液検査までに，どうしようかな？ ちょっと歩いてみます チェンジトーク：コミットメント （具体性に欠けるので少し弱い）．

医師14 ： 「歩いてみる」のですね SR：単純な聞き返し．いいですね．秋のこの時期は紅葉が楽しめそうですね A 是認．それでは来月，お待ちしていますね．その時には今回のような指先だけでなく，ちゃんと採血もしましょうね．

男性14 ： そうですね．週末にハイキングを兼ねてお寺巡りでもしてみます．ありがとうございました （この機会に何か始めてみよう．確かに紅葉が綺麗な時期だな．歩くのが楽しみ）．

この面談のその後

　実際の会話や設定はかなり変えていますが，この事例のモデルとなった患者さんは，その後も定期的に通院し，徐々にダイエットと血糖管理がうまくいき，元気に仕事をしているというお話でした．

MI 一致行動と情報提供および情報交換のスタイル

　2つの面談は会話のスタートが同じにもかかわらず，どうして面談の最後がこのように異なったのでしょうか？　それは，先の面談がMI不一致の言動がちょっと多かったために，患者さんからの心理抵抗が生じ，医師の患者さんを思う気持ちが伝わりにくい結果となっていたのに対して，2つめの面談では「MI一致行動」という医師の言動が多くみられた面談だったためでしょう．

　2つめの面談では，医師と患者さんは協働的に面談を進め，最終的には次の受診までに運動をしてみること，そして，血糖管理については次の受診時に再度検査し，その結果をもとに今後の治療方針を考えることで合意しています．MI不一致の「直面化」「説得」が患者さんからの抵抗を引き出すのに対して，MI一致行動は，患者さんとの協働関係を探索しようとしたり，患者さんの自己決定を促し自律を支援したり，患者さんが頑張ろうとしていることや考えなどを是認したりする臨床家の言動です．これらは，患者さんからの抵抗よりも治療への参画を促し，治療同盟の形成に役立つ言動です．

　具体的にみてみましょう．医師3をご覧ください．

> **医師3**：それはそうと，今回，風邪をひいたことや…関連あるかもしれないので，ちょっとお話ししても良いですか？」

　情報を提供する理由を述べて，あなたのその症状と私が専門家として思うことが関連しているかどうかを伝えたいのですが，いかがでしょうか？　と患者さんへ情報提供をする前に許可を得るようにし，協働的に面談を進めるきっかけを探すようにしています（協働機会の探索）．

　さらに，この面談ではMI一致行動と情報提供のスタイルとが組み合わされて行われています．情報提供のスタイルには大きく分けるとEPE（第3章参照第5節）というスタイルと，後で紹介する「Chunk-Check-Chunk（投げかけて～確かめて～投げかける」があります（Rollnick S et al, 2008 chapter 6）．Chunk-Check-Chunkのスタイルは，臨床家がある一定量の情報を患者さんへ提供し，患者さんへ提供した情報が患者さんにどのくらい理解されているのかを確かめる，という意味合いが強いスタイルです．どちらのスタイルにしろ，患者さんからの抵抗を避ける上で配慮する共通点は「情報やアドバイスは相手から許可を得てから行う」「相手から質問されたらその質問に答える」などです．

　EPEは，あなたが患者さんにいかに情報を伝えるか，何が理解できているのかということよりも患者さんが行動変容を起こすために，専門家としてどのようにかかわり，支援することが患者さんの行動変容へつながるのか，という患者さんとの協働を重視するスタイルです．

①情報やアドバイスを提供する前に許可を得る
　「●●についてお話したいのですが，よろしいでしょうか？」
　「～についてお伝えしても…」
　「～について役立ちそうな方法があれば，聞いてみたいですか？」
　これらの質問による相手の反応から，情報を受け取る準備ができたかどうかがわかります．

②相手の自律を尊重する

　2つめの事例で，医師10「…もう少し様子をみるというのもありますが」，医師11「後は，Dさんがどのように考えるかですね」，医師13「その時までに，何か…とも思うのですが，どうでしょうか？」などがこのスタイルに近いと思います．男性がどのように考えてどのような行動を選択するか，選択権を保証しています．

　この他にも以下のように相手の自律を尊重する伝え方もあります．

　医師：私は（専門家として），この方法が役立つと思いますが，最終的にどの方法から取り組むかはご自身で決めて良いと思います．

　医師：私は，この結果はチャンスだと思いますが，この結果をどのように考えて，その後どうするかは，あなたがご自身の判断だと思います．

③協働機会を探索する

　2つめの事例では，医師の3（先述）と医師の8「…ついつい自分のことは後回しになってしまいますかね」などがこのスタイルに近いと思います．協働機会を探索するような伝え方には，専門家としての意見を述べた後に，あなたはどう思いますか？　と尋ねたり，私は，自分の専門家としての知見をあなたにお伝えしても良いかどうか迷っています，という伝え方も含まれます．以下が具体例です．

　「●●と▲▲について，あなた自身がどのように考えていらっしゃるのか，もし，よろしければ教えていただけますか？」

　「あなたが心配していることについて，私からは●●を提案したいのですが，お話ししても良いでしょうか？」

　最後に，医師13から面談のクロージングをみてみましょう．さりげなく「次の受診までに何か取り組めそうなことは？」と引き出しています．男性が「歩こうかな」というと，「秋のこの時期は紅葉が楽しそうですね」と相手の取り組もうとしていることを是認しています．すると男性は「ハイキングも兼ねてお寺巡りをしてみます！」と答えています．

医師13 ： その時までに何か，ご自身で取り組めそうなことがあれば，とも思うのですが，いかがでしょう？（この面談だと「動機を引き出す」という部分が少し足りないけど，現状維持の不利益を多少引き出すことができた．次回の面談につながりそうだしよかった）．

男性13 ： そうですね…・はい，次回の血液検査までに，どうしようかな？　ちょっと歩いてみます チェンジトーク：コミットメント（具体性に欠けるので少し弱い）．

医師14 ： 「歩いてみる」のですね SR　単純な聞き返し．いいですね．秋のこの時期は紅葉が楽しめそうですね A　是認．それでは来月，お待ちしていますね．その時には採血もしましょうね．

男性14 ： そうですね．週末にハイキングを兼ねてお寺巡りでもしてみます．ありがとうございました（この機会に何か始めてみよう．確かに紅葉が綺麗な時期だな．歩くのが楽しみ）．

　このように何気ない一言の是認が患者さんの行動変容を後押しすることがあります．きっと，皆さん

のさりげない一言が患者さんのやる気に火をつけることがありますよ.

臨床家の声 ② 以前の「PACE」からあるべき「PACE」へ！

　　以下は，2019年6月「第2回MI実践研究会」（愛知）において，京都で家庭医として活躍されている土井たかし先生がプレゼンテーションされた内容を紹介します．テーマは「Real Worldでの MI」でした．このプレゼンテーションを聞き，私自身あらためてMIのスピリットを考え直す機会となりました.

　　「僕がMIと出会う前の診察をMIのスピリットの頭文字と合わせて考えてみたら，こんな単語が当てはまると思いました．それは，Paternalism（パターナリズム），Anger（怒り），Control（管理），Education（教育）の4文字です」

そのスライドを見て参加者一同が苦笑い．先生は会場の反応をみてさらに続けたのでした.

　　「僕自身を振り返ったときに，MIを意識する前の診察って，自分の言うとおりの治療をすれば治るし Paternalism（パターナリズム），言うことを聞かないのなら他へ行けば良いし Anger（怒り），治療も生活改善も言われたとおりしてもらわないと困るし Control（管理），必要な知識は教えるし Education（教育），まさに以前はこのPACEだった」と….

MIの精神は Partnership（協働），Acceptance（受容），Compassion（思いやり），Evocation（引き出す：喚起する）です．この4つの頭文字に合わせて，MIの精神と真逆の言葉を選んでくる土井先生のユーモアセンスは最高！と思ったのでした.
　　家庭医として活躍されている土井先生の日常の外来診療は，子どもから高齢の方まで多岐に渡ります.

　　「内科診療において患者さんからは「食べないでおきたい　けど　食べたい」「運動したい　けど　したくない」「タバコをやめたい　けど　吸いたい」という両価性のオンパレード．そんな患者さんの声を聞いていると，「そんなにしたくないのなら，薬物治療しましょう」とか「この治療法でこうしましょう」と，ついつい言いたくなる自分がいて，自分のいうことを聞いていればいいのだという，これがまさしく，パターナリズムなんですよね」と土井先生.
　　「さらに初診時，時間的にも心理的にも余裕がないときは，自分自身の心理状態が反映された面談になることがあり，医療に対して不審を抱く人や始めからけんか腰の人の患者さんとの診察だと，ついつい冷静な会話が難しくなることもあるんです．自分は昔から短気でよく怒る方だったのですが，最近はMIのおかげで患者さんの Acceptance（是認，正確な共感）が自然体になってきました」

と話が続きました.
なかでもとくに私が印象に残ったスライドが，次の1枚でした.

・5〜10 分の診療で，面談の 4 つのステップを踏めるか？！

・Engaging なしに，診療が行えるか？！

・関係性が構築されてしまっている相手との Re Engaging

・次回の面談がある！

　このスライドで，土井先生はどんなに診療時間が短くても「かかわりなくして次の面談はない」とはっきり述べられていました．また，すでにある程度関係性が構築されている患者さんであっても「いつも話しているから今日はいいよね」とかかわりをおざなりにすると予想外の抵抗が返ってくることがある．次の面談につなげるためにも「かかわり」は必須で，そのためにも常に MI の「PACE」を意識することが必要．そして，面談を通して患者さんの価値観を理解することが適切な情報提供につながり，患者さんの自律を尊重した対応をするためにも情報交換のスキル（EPE）は有効．患者さんがどうしたいのか？というのを引き出し，治療も含めて自己選択を尊重することが行動変容のきっかけと治療の継続に重要なんです…と．そして最後に「常に，PACE を持ってかかわるために必要なことはアンガーマネジメント Anger Management です」と締めくくられた土井先生．参加者一同が再び深く頷いた瞬間でもありました．

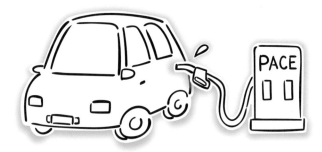

（お話をうかがった方：どいクリニック　動機づけ面接調査研究所理事／

MINT メンバー トレーナー，医師　土井たかし先生）

　総合病院に限らず，眼科から，耳鼻科からまたは整形外科から糖尿病外来へ患者さんが紹介されてくる，ということは多いようです．血糖値のコントロールが悪いことが他疾患の治療，手術などにも影響するため，まずは血糖値の管理のために，糖尿病専門の外来や病院へ紹介されるのですが，患者さんの多くは，なぜ，眼を治療したいのに糖尿病の治療が必要なの？　足が痛くて来たのになぜ糖尿病の治療なの？　喉のこの腫れを何とかしてほしいから耳鼻科に来たのに，どうして糖尿病の治療が先なの？と納得しない方も多いようです．

　今回はそのような患者さんと糖尿病外来の看護師さんとの会話をみてみましょう．

面談ファイル2	
対象者	Ｆさん，63歳　男性　会社員 数年前の健診で白内障を指摘されたものの未治療． 最近では足元が良く見えない．手元の資料も見えにくくなり，眼科を受診． 10年以上前から，健診の都度，血糖が高いことを指摘されている． 一度，市内の診療所を受診した際に服薬治療を勧められたものの，その後放置していた． 家族歴：母親が2型糖尿病でインスリン療法中．
面談者	看護師
面談場面	総合病院における糖尿病専門外来の待合室

　待合室で受付スタッフに文句を言って帰ろうとしている患者さんがいる，というスタッフからの連絡で看護師が待合室へ．

看護師1　：　こんにちは，Ｆさん．大変お待たせしておりますね．申し訳ありません．

男性　1（Ｆさん）：　ええ，そうですね．すぐ戻って仕事をしたいんですけど．

看護師2　：　はい…．

男性　2　：　言いたくないけど，もうこっちに回されてきて40分以上過ぎているんですよね．

看護師3　：　はい，大変申しわけありません．先ほど，外来の担当者に聞いたのですが，Ｆさんの前にあと2人ほどおります．そろそろだと思います．

男性　3　：　そう，やっとだね．それはそうと，わたしは白内障で眼科を受診したのにどうしてここに回されたのかな？…．ここは糖尿病外来ですよね．

看護師4　：　はい，そうです．こちらの外来に来るのはちょっとおかしいのでは…という　CR：感情面

男性　4　：　そうだね．忙しいのはわかるけど，とにかくあっちへ行けの一点ばりだったから．すぐに終わると思ってこっちに来てみたけど，いっこうに名前も呼ばれないしね．

看護師5　：　お忙しいなか，お待たせしてしまって申し訳ありません．そして，眼科を受診されたにもかかわらず，糖尿病外来へ来たことについても担当者の説明がわかりづらかったとのこと，重ねてすみません．　CR：感情面

それから，こちらの紙（問診票）に記載してくださってありがとうございます．

男性　5 ： はい．必要だということなので書いただけです．

ところで，眼科の医師からは血糖が高い，この値は糖尿病だからそれで数値が高いから手術ができないので…っということだったのですが．

看護師 6 ： …ええっと，こちらの科に来た理由ですね CR：リフレーム．

男性　6 ： そうそう，何で糖尿病の治療が必要なのか教えてくれないかな．

看護師 7 ： はい，私からでよろしければ説明しても良いですか？ P　情報提供：相手の質問に答える準備

男性　7 ： そうだね，教えてもらうと少し落ち着くと思うのでお願いします．

看護師 8 ： はい，わかりました．眼科の先生からは血液中の血糖値が高いから，白内障の手術のためには血糖の管理が必要で，Ｆさんの数値だとどうも糖尿病の疑いがある，というお話だったのですね．

男性　8 ： そうそう．そんな感じのことを話していましたね．

看護師 9 ： そして，Ｆさんは，血値の管理がなぜ手術の前に必要なのか？　たかが，目の手術なのに…そもそも眼と血糖って関係ないのでは… CR：言外の気持ち．

男性　9 ： ええ，まぁ，そんなところかな．

看護師 10 ： Ｆさん，ちょっとだけ教えていただきたいことがあるのですがお聞きしても良いですか？

男性　10 ： はい．どうぞ，なんでしょう？

看護師 11 ： 毎年，職場の健康診断をお受けになっていると思います．これまでに一度も血糖のことをいわれたことはありませんでしたかね… 間違い指摘反射を抑えて尋ねている．

男性　11 ： …う～ん…実をいうと，10年くらい前から毎年ひっかかっていていましたかね．

看護師 12 ： そうでしたか．これまでも気にはなっていたものの病院に行くまでもないような．かと言って職場の保健師さんからあれこれ言われるのも嫌だし… CR：言外の気持ち．

男性　12 ： ええ，まぁ．そんなところですかね．事後指導とかに呼び出されると同じことしか言われないし，人によっては脅されるしね．

看護師 13 ： そうでしたか…10年くらい前から「高いよ」，とは言われていたのですね．食事制限や運動の話，そのまま放置すると，という合併症の話，さらに薬の話も出て来て，たくさんの情報を伝えられるうちにうんざりしてしまったのですね CR：言語化されていない情報を想像し，感情面についても想像してみた．

男性　13 ： そんなところかな．だいたい，人が代わっても言うことは同じだよね．

看護師 14 ： ただ，今回はわざわざ忙しい時間を割いてまで病院にいらしたということは，視力について気になったのですね CR：感情面

男性　14 ： ええ～その通りです．ちょっと管轄する現場が変わって電話会議などの会議も増えて，目を通す書類の量が増えて，見えづらいので最初は老眼が進行したのかな？と思っていたのですが…．

看護師 15 ： 車の運転がしづらいとか，お天気が良いときに眩しいとか，足元が見えづらいなどの症状も出てきたのでしょうかね CR：パラグラフを続ける．

男性　15 ： ええ，そうなんですよ．同僚も何人か白内障の手術をしているので．だから，（病

院に）来てみたんですよ チェンジトーク：現状維持の不利益．

看護師16： 教えていただきありがとうございました．先ほどの眼と糖尿の治療のことなのですが，私，まだFさんの検査結果を診ていないので一般的なお話になりますがそれでも良いですか？ P：許可を得て情報を提供する準備

男性　16： はい．

看護師17： こちらの，Fさんが眼科からいただいた資料を使わせていただきますね（一緒に資料を見ながら説明をする）．まずは，白内障ってどんな病気かご存知ですか？

男性　17： いや，実はあまり…

看護師18： それでは，続けますね．白内障って，この部分の…「眼」ってよくカメラに例えられることが多いのですが，このレンズの部分が白く濁るんですよね．年とともに起こる場合と糖尿病の患者さんにみられる場合と2つあるんです．

男性　18： そうですか．もしかしたら，わたしの場合はその両方…・

看護師19： まだ，わかりませんが，Fさんの場合，血糖が高い状態が10年前から続いているようですので，もしかしたら加齢と糖尿病の両方が要因となって起きている（網膜症は飲み込んだ）のかもしれません．

男性　19： そうですか…（落胆している）．ほっといたからなぁ…

看護師20： …（様子を見る）もう少し，私，お話を続けてもよいですか？ P：許可を得てさらに情報を提供する

男性　20： …はい…

看護師21： 糖尿病って全身の血管の状態を悪くしますので，もしかしたら，Fさんの場合は血糖の管理をしたほうが，術後の合併症というものも避けられるという判断を眼科の先生がしたのかもしれません．

男性　21： そうですか…私の場合は，今のまま眼の手術をするのはダメなんですね．

看護師22： はい，おそらく…．（スタッフが耳打ちする）Fさん，Fさんの番です．先生にもぜひ，眼のことと血糖のことや不安なことを尋ねてみてくださいね．

男性　22： はい，わかりました．教えてくれてありがとうございました．

この面談のその後

　Fさんはその後，2週間の教育入院をし，血糖管理がある程度落ちついてから白内障の手術をしたということでした．

　Fさんは，外来の待合室でイライラしている様子が際立っており，看護師が声をかけました．看護師との会話の中で，血糖が高いと手術ができない，それに血糖が高いまま手術するとまずいというのを知ったFさんは，糖尿病外来での血糖管理の必要性を納得し，入院中は10年間もほうっておいたことを後悔していたそうです．現在は，ひと月に1回のペースで受診．服薬治療に加えて毎朝，30分歩くことも始め，体重も徐々に減ってきているとのことで，HbA1cも低下傾向とのことです．

正確な理解が患者さんからの不協和を和らげる

　事例2は，眼科を受診するために来院した患者さんが，糖尿病外来を勧められた場面での看護師さんとの会話です．男性は忙しい仕事の合間を縫って受診しているにも関わらず，眼科から糖尿病外来へ案内されてから40分近く待たされています．みんな忙しそうにしており，案内された自分のことを誰も気にも留めていないように感じていたことでしょう．窓口の看護師さんに文句を言って帰ろうとしているところをもう一人の看護師さんがなんとか繋ぎ止めました．看護師さんが「お待たせしてすみません」と謝り，「あと2人の診察が終わると次があなたの番です」と外来の状況を伝えると，男性の怒りも少し落ち着き始めたようです．この男性は，自分がどうして眼科から糖尿病外来に案内されたのか腑に落ちていないようで看護師さんに説明を求めてきました．

　「不協和」は患者さん側と臨床家側の双方向からもたらされる「関係性の赤信号」でしたね．男性の「怒」感情の背景には，もしかしたら，「期待：すぐに眼の治療ができる」「心配：なぜ，眼科でなくて糖尿病外来なのか？」「落胆と不安：悪い病気だったらどうしよう」，「信頼：病院は患者さんを大事にしてくれる」などの思いが隠れていたのかもしれません．

　男性が「なぜ糖尿病外来なのか？」と聞いてきたときの様子から看護師さんは「もしかしたら，不信感を持っているかもしれない」と想像して次のように男性の感情を想像して聞き返しています．

　　　男性　3　：　…白内障で眼科を受診したのにどうして…？
　　　看護師4　：　…こちらに来るのはちょっとおかしいのでは…

　この男性3から看護師7までの会話を注意深くみると，看護師さんは男性から発せられた「病院のシステムへの不満：待ち時間が長い」「スタッフへの不満：説明が不十分でわかりにくい」という病院への不協和に落ち着いて対応しています．ここでのポイントはこの男性は目の前の看護師さんとの関係性に不協和を示しているのではなく，病院のシステムやこの看護師さんの前に男性にかかわったスタッフへの不協和を示している点です．

　男性4の「すぐ終わると思ったのに」という言葉から，忙しい仕事を休んで受診してくれたのだろうと思い「お忙しい中，お待たせしてしまって申し訳ありません」と是認したのちに再び謝り，さらに男性の「とにかくあっちへ行ってくれの一点ばりだったから」という言葉から「眼科受診したにも関わらず糖尿病外来を案内されたことについても，説明がわかりづらくて重ねてすみません」と複雑な聞き返しで男性が言語化していない部分を補足した上でさらに謝っています．この看護師さんが「複雑な聞き返し」と「是認」をしながら男性とかかわるうちに，男性は，この看護師さんならわかってくれる，話を聞いても良さそう，と思ったのでしょう．白内障と糖尿病の関係について質問し始めます．男性6から徐々に会話の雰囲気が変わってきたのがみなさんにも伝わると思います．

　「怒」の背景にある感情は，「期待」「心配」「落胆」「不安」「信頼」以外にも「希望」「孤独」などもあるかもしれません．言語能力が高い人は怒りの感情コントロールが上手な傾向にあります．ただ，多くの人がいつも自分の感情を的確な言語で表現できるとは限りません．そして，患者さんは自分が理解されていると思わないと本音を語りません．この男性のようにイライラしていたり，怒っている人との議論を避け，相手との相互理解を深めるためにも，この看護師さんのように，相手を受容する共感的な傾聴は非常に有効です．MIの精神の1つである「受容」には「正確な共感」が含まれます．

「受容」は，目の前の人を一人の人間として肯定的に受け入れることですが，ただ，相手を受け入れたつもりになるのでなく，正確に理解するように努力することです．正確な共感は，相手の言動から自分が理解したと思った内容を相手に伝え返し，相手の思いと自分の理解が通じ合っているかどうかを言葉のやりとりを通して確認することです．

MIでは「複雑な聞き返し」を通し，相手との言葉のやりとりを経て心を通わせる「正確な共感＝正確な理解」を目指します．そして，このように相手を正確に理解しようと臨床家が努力することは，患者さんへ「あなたは大切な人なのですよ」というメッセージを送ることにもなります．人は受容されると安心して自分の課題に向き合うことができるようになります．この男性も徐々に自分の健康について意識が向くようになっていますね．

情報や知識を伝えるもう1つの形
「Chunk-Check-Chunk（投げかけて〜確かめて〜投げかける）」

情報や知識を伝えるスタイルとして，「Chunk-Check-Chunk（投げかけて〜確かめて〜投げかける）」をもう少し詳しくみてみましょう．これは，臨床家が，どうしても患者さんにある一定量の情報や知識を提供したい，という目的があるときに用いる方法です．情報を提供するときには，患者さんへ語りかけるスピード，情報量，患者さんの理解力，視力，時間や不安などを考慮すべきです．

看護師17から21をご覧ください．配布した資料を一緒に見ながら白内障についての説明を始めています．「どのような病気かご存知ですか？」と尋ねると「実はあまりよく知らない」という返答がありました．看護師さんは，相手がイメージしやすいように「カメラ」という比喩を使って目の構造と白内障についての説明をしています．さらに，相手が情報を咀嚼している様子を確かめながら「もう少し，話しを続けて良いですか？」と尋ねて「はい」という返事の後に，追加情報を提供しています．

このように，ある程度の情報を提供したら「ここまでのところでいかがですか？」と患者さんを配慮するような声をかける．すると，患者さんの様子を把握できる．相手の理解の度合いを観察しながら提供する情報量と質を考えます．看護師さんの患者さんを配慮した情報提供により，この男性は白内障と血糖管理の関係を理解し始めています．臨床場面では情報を提供することが必要な場合も多いと思います．そのような時はこのChunk-Check-Chunkを意識してみてくださいね．

番外編　思わず苦慮する患者さんからの発言へ対応する

ここでは，臨床家が思わず「どう対応したらいいのかしら？」と思う場面を「初診時」「服薬治療のアドヒアランス」「治療薬の変更時」とに分けて考えてみたいと思います．

1）初診時における患者さんからの難色や抵抗

健診時の結果から「血圧が高いので塩分を控えて，できれば薬を飲んだほうがいいですね」，あるいは「心肥大および不整脈がありますので，過激な運動は気をつけてください」と言われたときなど初診時は，患者さんからの難色や抵抗が示されやすい場面です．多くの場合，医療従事者からは，「あなたは○○なので，××してください」という診断とその後の治療がセットで語られます．この場合，患者

さんは２つの要素でショックを受けるわけです．まずは「高血圧」が初めての指摘だった場合，病気の診断がついたことに，次に，服薬治療について指示されたことにショックを受けるのです．病気から想像される将来のデメリットを考える間もなく，病気の診断と服薬治療について指示されたことで，多くの方は戸惑います．例えば，趣味でマラソン，登山などを楽しみにしている方であれば，「心肥大，不整脈，過激な運動とは？」と考え，今，自分が趣味としている活動は継続できるのだろうか？　どうなのだろう？と疑問になるわけです．

このような場合，患者さんから発せられる言葉には以下のようなものがあるかもしれません．

「今のところ，何の問題もありませんので大丈夫です」

「ちょっと急いできたので高かっただけです．いつもはもっと低いんです．」

「誰も血圧が高い人もいないし，心臓病の人もいないので，自分も問題ないと思います」

「血圧の薬は副作用が心配なので，もう少し様子をみます」

■面談の２つのタイプ

＜パターン１　MIではない面談＞

医師　：Uさん，ちょっと上の血圧が高いので塩分を控えて，できれば薬を飲んだほうがいいですね 直面化＋許可のない情報提供．

患者　：先生，今日，ちょっと急いできたので高かっただけです．いつもはもっと低いんですよ．だから大丈夫ですよ．薬を飲むと副作用が心配なので，今はいりません 維持トーク：服薬治療への拒否．

医師　：そうですか．

ここで医師は，血圧が高い→塩分を控える→服薬治療をすべき，という診断，ライフスタイル改善の指示，治療について一気に患者さんに伝えたために，患者さんからは「議論」「否認」という抵抗が生じています．面談はここで終了しそうで，次回の診察の予約をせずに帰宅したかもしれません．

＜パターン２　MIの要素を意識した面談＞

医師　：Uさん，ちょっと上の血圧が高いようです．これまで言われたことありますか？ やんわりとした直面化＋過去の情報を引き出す

患者　：はい，実は時々．ただうちには血圧が高い人もいないし，心臓病の人もいないので，自分も問題ないと思います 維持トーク．

医師　：そうでしたか，いきなり，高血圧，薬，という訳にはいきませんよね… CR：感情面

患者　：はい，薬は副作用があるのでいやですね．でも，薬飲んだほうがいいんですか？ 維持トーク：現状維持の理由

医師　：そうですね．この値がずっと続くのは避けた方が，あまり高い状態が続くと心臓や腎臓など他の臓器にも負担をかけますからね 質問に答える形で情報提供．

患者　：はぁ，今日，ちょっと急いできたので高かっただけです．いつもはもっと低いんです 維持トーク：現状維持の理由．

医師　：そうですか．私はUさんのいつもの血圧がわからないのですよ．もし，自宅に血圧計があれば，この手帳に血圧を記録してみませんか？ 協働機会の探索

患者 ： はい，ええ，そうですか．そういえば，娘に買ってもらったものがあります．いいですよ．やってみます．

医師 ： それでは，自宅での血圧をみてからこれからのことを相談しましょう 協働機会の探索 ．

患者 ： はい．わかりました．

「これまで血圧が高いといわれたことがありますか？」と尋ねたことで患者さんから家族歴を引き出すことに成功しています．さらに，医師が「高血圧，薬というわけにもいきませんよね…」と服薬への懸念を想像して聞き返すと「副作用が嫌です」という薬への懸念がはっきりと患者さんから聞かれました．「いつもは低いのです．今日は急いできたので」という患者さんの思いを受け取り，「もしよければ，ちょっと血圧の記録をつけてみませんか？　その結果から一緒に今後の治療方針を考えませんか？」という医師の提案に患者さんは同意しています．次回の面談では，手帳に記載された血圧の数値をみながら話が展開しそうです．

2）治療がスタートしたものの服薬アドヒアランスが低い患者さんへの対応

　治療がスタートすると，患者さんの中には，「処方されている薬を処方どおりに服薬しない方」，「服薬を勝手に中断する方」，「インターネットなどの情報から医師に内緒で特定保健食品やサプリメントを飲む方」などが出てきます．脂質異常症の患者さんや糖尿病の患者さんにおいても似たようなことが起こるようです．「お薬毎日ちゃんと飲んでいますか」「はい」という短い会話では，正確な服薬状況を確認するのは難しそうです．

　次の事例では，パターン1とパターン2で医師は，患者さんが血圧を記録してくれたこと，そして手帳を持参してくれたことを是認しているのですが，その後の会話で面談の流れが変わっています．

＜パターン1（MIではないパターン）＞

医師 ： Uさん，自宅で血圧を測って記録を持ってきてくださってありがとうございます A 是認 ．見せていただくと，この時期は1年の中でも血圧の変化が大きい季節ではないのですが，うんと高いときと低いときの差がありますね．上の血圧があまり安定してないように見えます．お薬，毎日1回2錠を飲んでいますか？　ちゃんと飲まないとだめですよ 直面化＋説得 ．

患者 ： （…沈黙）

医師 ： それでは．またひと月後に．毎日ちゃんと飲んでくださいね．

患者 ： はい．

　医師は是認をしたのち，血圧が安定しない→きっと薬を飲んでいないと想像し，患者さんへお薬を飲むようにと指示・説得をしていますね．その結果，患者さんからは「沈黙」という不協和が生じています．さらに，「毎日ちゃんと飲んでくださいね」という医師のコメントにも「はい」とだけ答え，すぐにでも診察室から出たそうです．この患者さんの行動変容は期待できそうにありませんね．

<パターン2（MIを意識したパターン）>

医師 ： Uさん，自宅で血圧を測って記録をお持ちいただきありがとうございます A 是認．見せていただくと，この時期は，1年の中でも血圧の変化が大きい季節ではないのですが，うんと高いときと低いときの差がありますねぇ… 直面化．もしかしたら，お薬飲むと調子が悪いとか気持ち悪いとか…何かありますか？ CQ＋協働機会の探索：薬を飲んでいない理由を想像して質問してみた

患者 ： はい，実は下がりすぎているようで頭が痛いんですよ．だから，一日置きに飲むようにしているんです．

医師 ： そうでしたか．頭痛は嫌ですね．薬の量を変えてみましょうか．それで，毎朝飲んでみて，しばらく体調も含めて様子を見るというのはいかがでしょう？ 協働機会の探索

患者 ： ええ，そうですね．それなら，いいかもしれません．

医師 ： それでは，また，記録も見せてくださいね！とても参考になりますので A 是認．

患者 ： はい．わかりました．

　医師は，血圧が安定しない→服薬したりしなかったりと自分で調整しているかもしれない→なぜか？→薬の副作用で調子が悪いのかもしれない，という仮説を立て「もしかしたら，お薬飲むと調子が悪いとか…」と尋ねてみました．すると，「実は…」と患者さんは頭痛のことを話してくれました．そこで，医師は薬の量を提案すると毎日服薬してくれるかもしれないと思い「薬の量を変えてみましょうか．それで，毎朝飲んでみて…」と提案すると患者さんは「ええ，それなら，いいかもしれません」と同意しています．医師は，聞き返しを通して，これまでの経験から患者さんの服薬状況や飲みたくない気持ちを推測し，患者さんの気持ちを理解しようと試みていることを伝えています．このような会話のやりとりの結果，患者さんは薬を飲むことに納得したようです．

3）薬の種類が変わるときの患者さんからの難色や抵抗（治療が変更するときも含む）

<パターン1（MIではないパターン）>

医師 ： この前，体調が悪いと，確か頭が痛いとかおっしゃっていましたね．今日の血圧も上が164 mmHg，下が110 mmHg です．この時期寒いですからね．もう少し薬を増やすか，または，ちょっと別のタイプの薬に変えてみましょうか？ 許可のないアドバイス

患者 ： …いえ，今のままでいいです．

医師 ： そうですか．それではもう少し様子をみましょう．

<パターン2（MIを意識したパターン）>

医師 ： この前，体調が悪いと，確か頭が痛いとかおっしゃっていましたね．今日の血圧も上が164 mmHg，下が110 mmHg です．この時期寒いですからね．私は，血圧がうんと高いときと低いときの差があるように思います．ご自身では，血圧はうまくコントロールできてそうですか？ 引き出す：協働機会の探索

患者 ： う〜ん．どうでしょう．特に冬のこの期間はうまくいっていないような気がします．

医師 ： 具体的には…そうですね．例えば，寒いとき，マイナス10度近くの日とか，頭が締め付けられるとか…（複雑な聞き返し：「うまくいっていない」という部分を言語化）

患者 ： ええ，ええありますね．そうですね．私，スキーをするんですが，すごく寒い時，ス
　　　　キーの練習をして自宅に戻ると頭の後ろが重苦しい感じがするんですよね．

医師 ： そうでしたか…手帳をみると…・あ～，もしかしたらこの日でしょうかね．

患者 ： はい，そうです．

医師 ： どうしますか？　今の薬のままでいくのも良いですが，私としては，冬の寒いこの時
　　　　期だけでもちょっと違う薬を飲むのもいいのかな？とは思いますが… 自律を尊重しつ
　　　　つ情報を提供：協働機会の探索

患者 ： 薬の量が増えるわけではないのですね？　それなら，冬の間だけであれば，薬を変え
　　　　てみてもいいかもしれません チェンジトーク ．

　　この会話はパターン1とパターン2では，「この前，体調が悪いと，確か頭が痛いとおっしゃってい
ましたね．今日の血圧は上が164 mmHg，下が110 mmHg です．今の時期，寒いですからね．（手帳を
みて）血圧がうんと高いときと低いときがあるようです」とここまでの会話は同じです．

　　しかし，パターン1では「もう少し，薬を増やすか，またはちょっと別のタイプの薬に変えましょ
う」と続きます．すると，患者さんからは「今のままでいいです」と言われてしまいます．パターン2
では，医師が「…ご自身では，血圧がうまくコントールできてそうですか？」と尋ねます．すると，
「う～ん，どうでしょう…うまくいっていないような気がします」とちょっと不安げなコメントが返っ
てきました．医師はうまくいっていない状態を想像して聞き返すと，スキーの練習をして自宅に戻って
くると頭の後ろが重苦しいという患者さんからの訴えが引き出されました．血圧の手帳には起床時と就
寝時の値のほかに，気になったときに測定してそのときの体調と合わせて数値を記載する場所がありま
す．手帳をみた医師は患者さんの体調不良時の数値を見て納得しています．

　　こうして医師が複雑な聞き返しを用いながら，少しずつ患者さんの「体調が悪い」と状況と関連する
行動や環境を明確化しています．そして，患者さんの自己決定を尊重するように情報を提供していま
す．患者さんの最後の発話をみるとわかるように，この患者さんにとっては薬の種類や量が増えるのを
避けたいようですね．この最後の患者さんの発話によって，医師は処方する薬を選ぶことができそうで
す．

臨床家の声　③ Education と Collaboration　ママと一緒に赤ちゃんのために

　　この内容は2019年6月「第2回 MI 実践研究会」（愛知）における加藤千洋先生のプレゼ
ンテーションの内容を整理したものです．加藤先生は三重大学の医学部看護学科で教鞭をとっている
教育者でもあり，助産師さんでもあります．先生のプレゼンのテーマは「妊産褥婦への MI の活用」で
した．

　　加藤先生は助産師としての医療機関での経験が豊富．教育機関では長年，助産師の育成に携わり，
そして妊産婦さんへの健康・保健指導，そして一般女性相談という仕事もしています．いわば，女性
の心身の健康とライフスタイルを支援する専門家．交流分析の心理カウンセラーでもあり，動機づけ
面接のトレーナーとして全国各地の研修会や WS の講師としても幅広く活躍されています．

　　加藤先生は，助産師さんたちに MI を知ってもらい，できれば臨床で活用して欲しいと常日頃から

思っていると言われます．プレゼンを聞いた後も私は何度かその理由を尋ねました．

「助産師さんたちが MI を知ったら，助産師さんもそして指導されるママたちも幸せになれるのに…と思うんだよね．なぜかというと，助産師さんたちは，専門家としての知識をもっているし，とても勉強熱心で，心から赤ちゃんとママのことを考えている．臨床でのママとのかかわりは，教育的かつ指導的なスタイルが多いような気がする．ただね，人って教わるだけでは行動って変わらないことが多いと思う」と加藤先生．

ママに限らず多くの人は，すでに課題解決の資源をもっており，語りの中に答えがある．人は自らの言葉で動機づけられ，行動変容が加速することが明らかになっているため，MI では対人援助者は，目の前の人から内的動機「やる気」を引き出すように，自己決定を尊重し，協働的にかかわることを大事にしています．

「ママといってもね，いろいろなママがいるのよ．とっても前向きでヘルスリテラシーも高くて，さまざまな種類の情報を集めては，自分に合いそうな事柄を取り入れて頑張っている人もいれば，ママになる自信が持てなくて，自分のカラダの変化にも不安で自己効力感が低く，どこから何をしようかと，身動きがとれないママもいるのよ．だから助産師さんのかかわり方って，教育的なスタイルに加えて，もっと協働的なかかわりがあってもいいんじゃないかと思っているの．たとえばね，
『私は専門家として，今のあなたにはこれが必要だと思うので，次までにこれを頑張ってくるように』
ではなく
『私は専門家として，今のあなたにはこれが必要だと思うんだけど，あなたはどう思いますか？』
という会話へのチェンジ．

専門家として教育的にかかわりながらも，あなたが取り組みたいことを聞かせて，というママの考えを引き出す発話もあればいいと思うの．

こんな感じで，助産師さんたちの指導の中に，少しでもパートナーシップを意識した会話のスタイルを取り入れると，さらにママたちの行動変容を支援できると思う．何をママに教えるか，という内容も大事．そして MI のスキルである，どのように伝えるか，を知り活用することはさらに大事な気がする．この MI のスキルを使うようになると，助産師さんたちの熱心な気持ちをママに届ける上でもとてもパワフルなスキルになると思う」

このように，静かにそして力強く加藤先生は語ってくださいました．

（お話をうかがった方：三重大学医学部看護学科　助産師　交流分析士インストラクター　TA 心理カウンセラー
動機づけ面接調査研究所　理事／ MINT メンバー　トレーナー　加藤千洋さん）

行動変容が難しい ライフスタイルへのアプローチ

　　第7章では，患者さんが糖尿病治療において，本当は取り組まないといけないと思いつつも，取り組みたくないと思っている標的行動や，優先順位が高いことに気づかずに後回しになっている標的行動について，どのように臨床家がアプローチするかを考えます．

　　患者さんと医療者にとっての糖尿病治療の最終ゴールは，合併症予防とQOLの最適化です．そのゴールに向かって，食事・運動療法および服薬治療など，複数の健康行動の中から標的行動を整理し，優先順位を決めて実行計画を作成します．

　患者さんは，医療者と合意したゴールを達成するための行動計画を実行に移します．次の受診では，計画が達成できているかどうかを，標的行動の実施状況と各種データをふまえて確認します．このとき，順調に進んでいる場合もあれば，多少，標的行動の見直しが必要な場合も出てきます．さらに，医療者と患者さんとで標的行動そのものについて，再度検討し直す場合もあるでしょう．

　　ここで大事なことは，血糖値や体重管理，腎機能の改善には，運動の実施，野菜の摂取，減塩，服薬などの複数の標的とされる健康行動の中から，複数の標的行動を採用し，実施することが成果へつながるということです．しかし，必要だと思われる全ての健康行動への実行準備性が高いとは限りません．患者さんにとって両価性が（ある程度）解消され，実行性の高い健康行動もあれば，重要性が高いが自信度が低く，両価性の解消が難しいことから最後まで実行されない健康行動もあります．

　　ここで紹介する事例についてみていきましょう．事例3の患者さんは，糖尿病との付き合いが10年以上．身内に医療従事者がいて，自分の生活改善に自信がある方です．食生活の改善にとても熱心で実行力がありますが「飲酒と低血糖」の関連については盲点だったようです．

　　事例4では，アジェンダマップを活用しながら面談を進めています．血糖管理を目標に有酸素運動の実施をした結果，体重もHbA1cも改善したので，今度は食事に関する標的行動への取り組みを開始しようとするところです．

　事例5では，糖尿病腎症の進行を抑え透析を予防するための標的行動について，患者さんと医療従事者で再度，設定し直すことが面談の目的となっています．透析予防指導チームで患者さんとかかわり，再度，標的行動について意見を交換し，合意した上で計画作成を目指しています．

面談ファイル3	
対象者	Sさん，男性　68歳 2型糖尿病，治療歴14年，インスリン治療中 HbA1c 7.0％台 2年前に関西から転居してきた． 現在，低糖質ダイエットを自分で実施中 血糖値のコントロールが不良のために持続血糖測定の実施を開始． Sさん自身の自己評価：自分には医療従事者の知り合いがおり，その助言をきいて糖質制限をしており血糖管理はよくできている．24時間の持続血糖測定は以前から興味があったので，測定してみたいと思っていた．医師からの提案には賛成であるが，栄養指導には興味がない．
面談者	管理栄養士
面談目的	持続血糖測定の導入前の栄養指導

　Sさんは，50代半ばから糖尿病治療中の方です．2年前からP病院を受診．これまでの検査結果から，24時間の持続血糖測定により，詳細に血糖推移を確認する必要があるという医師の判断があり，持続血糖測定の開始にあたって，再度，栄養指導を実施することになりました．

　Sさんはこの2年間，栄養指導を何回か受けているものの，自分の知識に自信を持っていて理屈っぽく，自身のライフスタイルに固執し医療スタッフの助言や意見に耳を貸さない様子から，スタッフからは「難攻不落」と呼ばれています．今回の栄養指導にあたり後輩の管理栄養士から「この患者さん何を言ってもダメなんです．わたしたちでは話しを聞いてもらえないのでどうにか助けてください」と頼まれて，先輩管理栄養士のTさんが面談に臨むことになりました．

＜1回目の面談＞

管理栄養士1　：　今日，栄養指導を担当するTです．はじめまして，よろしくお願いします．

男性（Sさん）1　：　こんにちは．

管理栄養士2　：　Sさん，医師から説明があったと思いますが，24時間の持続血糖の前に，わたしから栄養についてのお話をさせていただきますね．今日のわたしとの面談は30分を予定しています　面談の枠組みを伝える．

男性　　　2　：　そうですか．わかりました（不満げ）．

管理栄養士3　：　おそらく栄養面については，Sさんご自身，すでに取り組まれていることがあると他の栄養士から聞いていますので，わたしからどうこうと話す前にSさんがあらためて確認してみたいことや，ちょっと興味のあることなど教えていただければと思うのですが，いかがでしょうか？　協働機会の探索（seek）：相手の考えを引き出す

男性　　　3　：　ええ，僕ね，娘が海外で医療関係の仕事をしているんですよ．それで，娘の意見を聞いたり，海外の情報をいろいろ集めたりして，今は，低糖質ダイエットがいいと思ってそれに取り組んでいます．この病気との付き合いも長いの

で，自分なりに取り組んでいることが本当にいいのかどうかこの測定をすればわかるかな？　と思っています.

管理栄養士4　：　そうでしたか. 血糖管理に有益だと思う情報を集めたり，ご家族の方の意見を参考にされたりして，血糖値を安定させるように，食事内容について具体的に実践されているのですね SR　単純な聞き返し＋A　是認 .

男性　　4　：　ええ……まぁね.

管理栄養士5　：　そしてご自身で実践している食事内容の改善が血糖の安定にどれくらい効果的なのかを数字でもってみることができるといいかなぁ，と CR　複雑な聞き返し：本人の意図を確認 .

男性　　5　：　そうですね. 一応，自分なりにちゃんとやっているので結果が出ているとは思っていますけど，「自分の感覚だけだと意味ないので確認の意味」もあります.

管理栄養士6　：　ええ，ええ，どのような食事が良いのか，どのようなタイミングで食べるのが良いのか，など何がうまくいっていて，何がうまくっていないのか，というのを自分の感覚に頼らずに具体的にみて，また戦略を練る…そんな感じでしょうかね… CR：「確認の意味」を具体的に言語化

男性　　6　：　栄養士さん，まさにその通りです. 自分できっちりやっていますから，確認できればと思っています.

　　初回の面談はこのような流れで進み，この管理栄養士Tさんは，具体的な食事指導は行わずに，Sさんとひと月後の面談の約束をして面談を終えた.

＜2回目の面談＞

　　ひと月後，14日間の日中および夜間のグルコース変動レポートを見ながら…面談のスタートです.

管理栄養士1　：　こんにちは. ひと月ぶりですね. お変わりありませんでしたか？

男性　　1　：　こんにちは. はい，おかげさまで元気にやっています.

管理栄養士2　：　今日は2週間分のデータを見ながらお話をしましょう. わたしから，結果のお話をする前に，Sさん，もしよろしければ，今日はSさんが取りくんでいらっしゃる食事について，具体的に教えていただけると嬉しいのですが… 協働機会の探索：患者さんが何をどのように実践しているのかを引き出す .

男性　　2　：　はい. いいですよ. 僕は，低糖質ダイエットの中でも3食中2食をカットしていますから，1日の糖質摂取を30から50gにしています. それから，ケトン体を体内で増やすようにしていますね. 後は，野菜をたくさん食べるようにしています.

管理栄養士3　：　そうですか，かなりストイックですね. 糖質は計算しながら実践されている… A＋CR：さらに引き出す

男性　　3　：　まぁ，大丈夫ですよ. 僕なりにうまくやっていますから 不協和：是認と聞き返し

管理栄養士4 : 教えていただいてありがとうございます. それはそうと, 持続血糖測定の結果を見ていかがでしたか? `E 引き出す:患者さんが自分の結果についてどのように思っているのか引き出す`

男性 4 : そうですね, 意外と血糖が安定していませんね. 特に夜間の血糖が低いですね. そうそう 45 (mg/dL) のときもあるのですが, まったく自覚がありません.

管理栄養士5 : そうでしたか…嗜好品についてお聞きしたいのですが, よろしいでしょうか? Sさんお酒はお飲みになりますか? `許可を得てから閉じた質問`

男性 5 : ええ, 飲みますよ. 焼酎25%のものを純アルコールで40から60gです.

管理栄養士6 : (ロックで飲んでいるとすると2〜3杯くらいだぁ) ありがとうございます. もしかしたら, なのですが, Sさんの夜間の低血糖と飲酒が関連しているかもしれないのですが, 説明させていただいてもよろしいですか? `協働機会の探索:懸念を表明しながら, 許可を求めて情報を提供する準備`

男性 6 : えっ? お酒と低血糖って関係するんですか?

管理栄養士7 : はい `P 提供する:質問に答える形で情報を提供`

> 低糖質ダイエットに加えてインスリン注射をしていること, そしてアルコールを摂取していることが, 夜間の低血糖の原因かもしれないという可能性について伝えた.

管理栄養士8 : わたしのお話を聞いてどのように思われましたか? `E 引き出す:患者さんの感想を引き出す`

男性 8 : お酒が低血糖の原因になることは知りませんでした. そうすると, 実は気になっていた低血糖の後のリバウンドの高血糖もなくなるかもしれませんね. そうですね…. これから, お酒の量に気をつけてみたいと思います `チェンジトーク:願望`.

　2回目の面談はこのような内容で終わり, そしてまたひと月後の来談を約束しました. こうしてこの患者さんは, 月に1回の食事指導には必ず予約を入れて来院するようになりました.

　面談の3回目以降から, この患者さんは, ご自身の食事の内容, 趣味, 旅行などの話もするようになりました. 4回目の血液検査の結果, HbA1c は7%台から6.5へ低下. 肝機能や腎機能の血液検査データも改善. 今では面談に来ると, 旅行先でどんな料理を食べてきたのかを携帯端末で見せてくれるようになったそうです.

患者さんの特性を知り協働的に治療計画を作成する

　この面談の1回目をみてみましょう. 管理栄養士のTさんは, 病院のスタッフからSさんが理屈っぽくて自分のライフスタイルに固執し, スタッフの助言に耳を貸さないという事前情報を受け取ってい

ます．そこで，これまでのスタッフのように専門家としての知識や情報提供を主体とする面談では，男性Sさんと関係性を築くことが難しいと思ったようです．面談時間と面談の目的を伝えた後，すでに取り組まれていることがあると思うので，関心のあることや興味のあることを教えてくださいと，患者さんと協働的に面談を進めるきっかけを探すことから始めています（協働機会の探索）．

すると，娘さんが医療関係の仕事をしている，国内外の情報収集をしている，そして低糖質ダイエットに取り組んでいることがわかりました．さらに「自分の感覚だけだと意味がないので」という言葉から，客観的な数値をもとに生活改善を継続したいというSさんの価値観もわかりました．

初回面談においてこの患者さんが，ご自身で血糖管理に効果のありそうなことを調べ，具体的に計画し，取り組み，その成果を定期的な受診で確認し，その結果をもとに再びご自身で取り組むというPlan-Do-Check-Action（PDCA）を実施していること，客観的なデータを参考に根拠のあるライフスタイルの改善を望んでいることが明らかになりました．

2回目の面談では，初回の面談から明らかになったSさんの特性「客観的データを大事に根拠のあることをする」を念頭に，早速2週間分のデータをみながら会話がスタートしています．ここでも管理栄養士のTさんはSさんに，「具体的に食事面で取り組んでいることを教えてくれると嬉しいのですが」と協働機会を探索しながら患者さんから引き出すようにかかわっていますね．すると，さらに具体的な低糖質ダイエットの取り組み状況が明らかになってきました．

その後，管理栄養士TさんがSさんに「結果をみていかがでしたか？」と尋ねると「夜間血糖が低いですね．まったく自覚がありません」という答えが返ってきました．そこで，管理栄養士Tさんは夜間低血糖の要因として「飲酒」について話してみようと決めたようです．

管理栄養士6で「もしかしたら，なのですが，Sさんの夜間低血糖と飲酒が関連しているかもしれないので，説明させていただいてもよろしいですか？」と，専門家として意見を沿えながら，情報提供をする前に本人からの許可を求め，Sさんからの許可を得た後に，お酒と低血糖の関係について情報を提供しています．

すると，Sさんにとってはお酒と低血糖の関係については盲点だったのでしょう．男性8で「お酒が低血糖の原因になることは知りませんでした」と答えています．さらに，低血糖の後の高血糖も気になっており，これからはお酒の量にも気をつけたいと思いますというチェンジトークで面談が締めくくられています．

この面談で管理栄養士Tさんは，患者さんの食生活の取り組みや飲酒量を聞きながら，「その情報はどこまで信憑性があるのだろう」「低血糖…インスリンを指導されたとおり打っているのだろうか」「外食はどうなっているのだろう」「ケトン体？」「飲酒量，意外に多いなぁ」などの専門家として気になるところを何箇所もスルーしています．

上記のような専門家としての間違い指摘反射を含む言動を抑え，患者さんの頑張りを是認し，患者さんの特性を考慮し，意見や考え方を尊重しています．そして，専門家としての役割も果たしています．その結果，患者さんは提供された情報と自分のデータを関連づけて考え「飲酒量を控える」という新しい標的行動を自分で計画することになりました．

この面談は，臨床家と患者さんが血糖値の安定という共通のゴールを見据えて標的行動である「飲酒量」に合意した協働的な面談例だと思います．

病院で管理栄養士として活躍している石田さんに面談のコツを伺いました.

（事例の3のように）「情報リテラシーが高く，ご自身の取り組みに自信を持っている方との面談を円滑に進める際，もっとも大事な決め手は何でしょうか？」

「相手を否定しないこと（間違い指摘反射を抑える）．相手の言うことを否定すると関係性がぎくしゃくするのを経験的にわかっていました．だから，とにかく相手が話すことを最後まで聞くこと．ひっかかるところがあったとしても，1つだけ話をすること」そして，「事例3の低血糖と飲酒のように，患者さんにとっては新しい情報で，その情報が本人にとっては予想外だった場合，そんな時は，その話題をきっかけにわたしを専門家として信じてくれるようになることがあります」と石田さん．

事例3のSさんのように，知的好奇心が旺盛で自分の病気とも果敢に向き合っている方がいます．そのような患者さんにとって，自分のがんばりを否定しない人，そして自分の知らない知識を提供してくれる専門家に出会えることは，大きな喜びになると思います．皆さんが「そんなことやっても…（しょうがないのでは）」等という間違い指摘反射を含む言葉を飲み込み，患者さんが取り組んでいることや実際に行動に移していることを是認する．そして，患者さんの取り組みが成果（HbA1cの低下）につながるように情報を提供し支援する．患者さんは，血糖を管理するために生きているわけではなく，人生そのものを楽しみ，豊かに過ごすために血糖を管理するのですから．

インタビューの最後に石田さんが「血糖値が高い人，ではなくてその人自身の生きてきた歴史とか，経験とか…．ひとりの人間として関心を寄せることが，患者さんとの信頼関係を築くためには必要だと思います」と話されたことが非常に印象深く残っています．

（お話を伺った方：下北沢病院栄養科，管理栄養士　石田千香子さん）

事例4　　継続的なかかわりによって食事面の変化を促す

面談ファイル 4	
対象者	Hさん，50代　女性　専業主婦　子ども2人 （前回→今回） 体重 60 kg → 57 kg　身長 151 cm BMI 26.3 → 25.0 HbA1c 7.5% → 7.2% 空腹時血糖（FBS）160 → 130
面談者	管理栄養士
面談場所	病院外来，月1回の栄養指導場面導
面談の方向性	運動継続に加えて，摂取エネルギー，食事量の減量

管理栄養士 1 ： こんにちは．Ｈ さん，今回の血液検査の結果を見るとずいぶんと値が良くなっていますね．

女性 1（Ｈ さん） ： こんにちは．はい，良かったです．何とか 7.5（HbA1c）から少しずつ落ちてきて 7.2％まで来ました．もう少し頑張れば服薬治療をしなくてもいいですよね？

管理栄養士 2 ： ええ，この調子でいけば…そのあたり（服薬治療の有無）はこの後，お医者さんにも聞いてみてくださいね．それはそうと，いい感じで下がっていますが，どんなことに取り組んだり，気を付けたのか教えていただけますか？ OQ　開かれた質問：うまくいっていることを引き出す

女性 2 ： はい，ええ，今回は，前に看護師さんと相談したので，夕食を食べた後に夫と一緒にできるだけ歩いてみたんですよ．

管理栄養士 3 ： 旦那さんと一緒に食後のウォーキング…．素敵ですね SR　単純な聞き返し ．なんかうらやましいなぁ．それに，早速，相談して決めたことを実行されたんですね A：行動への是認 ．できるだけっというのはどれくらいだろう…20 分くらいのウォーキングを週 2 日くらい CR　複雑な聞き返し：もう少し具体的に明確化するために聞き返す ．

女性 3 ： いえいえ，もっとです この患者さんからの反応：間違い指摘反射 ．週に 4 日，30 分から 40 分くらいです．看護師さんに「できれば 30 分」と言われたので．ただどうせなら結果を出したいと思って，歩ける時は 40 分歩いてみました．旦那と話しながらだと時間もあっという間で意外と楽しくて．

管理栄養士 4 ： そうでしたか．旦那さんと一緒にいろいろ話しながら，週の半分以上，それも歩ける時は 40 分歩いたんですね SR：取り組んだことを是認する ．

女性 4 ： はい，そうです．わたしもやればできますよ～．

管理栄養士 5 ： はい，本当に… そう思います．Ｈ さん，有言実行されていますね A＋CR：患者さんが取り組んだことを有言実行と表現 ．だからですね，この前，お会いしたときよりもお洋服の雰囲気が変わったような気がします．

女性 5 ： そうですか．ええ，ちょっと選ぶ服の色合いが変わったんですよね．気付いてくれて嬉しいです．前は黒が多かったと思うんです．今は，パステル系の色，ピンクとか黄色とかになりましたね．

管理栄養士 6 ： ええ，今日のお洋服もとても春色のパステル系でお似合いだと思います．ただ，頑張りすぎてないか少し心配なのですが…．

女性 6 ： ええ，まぁ大丈夫ですよ．ご心配，ありがとうございます．大丈夫です．今，せっかく乗っているのでもう少し…頑張りたいです チェンジトーク　願望：無理ではなくもう少し取り組みたいという気持ちの表明 ．

管理栄養士 7 ： そうですか．それなら良いのですが…．前回の受診以降，夕食後のウォーキングを旦那さんと一緒に実施していて，ひと月に 3 kg 減るというのは理想的なペースだと思います，そして血糖も下がっている．今は，モチベーションが上がっているんですね S　要約 ．

女性 7 :	そうなんですよ．わかります？　お腹周りがすっきりすると服装も変わるんですよね．以前は引き締まって見えるように黒系が多かったんですけど，最近は淡い色の洋服も…．それに，スカートをまた着るようになったんです．やせる前は「ワンピース」，わかるでしょ？（いたずらっぽく笑う）
管理栄養士 8 :	（笑い）ええ，わかりますよ．ワンピースってお腹周りが楽ですからね．それにストーンとしているからウエストも楽だし．やっぱりすっきりするとおしゃれのバリエーションが増えて楽しくなりますよね CR：感情面の明確化 ．
女性 8 :	そうなんですよ．なんかね，糖尿病のことばかり考えていると苦しくなってきちゃって．こうしておしゃれのことを考えるのもいいなって思うの．
管理栄養士 9 :	そうですね．おっしゃるとおりですよね．運動したり体重が減るメリットって血糖はもちろんですが，おしゃれの幅が以前よりも広がりますもんね A：本人の考えを是認する ．それに「運動＝血糖管理」よりは「歩いてダイエット⇒おしゃれを楽しむ」と思うほうがHさん自身のモチベーションになるんですね CR：言外の思いを言語化 ．
女性 9 :	はい，その通りです．
管理栄養士 10 :	それに，旦那さんとお話するようになって，さらに仲良くなったのではないです？　そしてもしかしたら旦那さんも体重が減ったのでは… CR：他のメリットを想像 ．
女性 10 :	そうなんですよ．うちの旦那もメタボって言われていたのですが，わたしと同じくらい体重が減って，二人で「やったね！」って話しているんですよ．一緒に歩くのっていいですね．
管理栄養士 11 :	それはそれは，一石二鳥以上の効果ですね CR：リフレーミング ．確か，小学生のお子さんもいらっしゃいましたね．お母さんの雰囲気が変わるとお子さんからも何か… CR：減量成功のメリットをさらに想像し，パラフレーズを続けてもらうように ．
女性 11 :	ええ，実はそうなんですよ．子どもにね，「ママ最近きれいになって嬉しい」って．「○○ちゃんのママきれいって友だちに言われた」ってすごく嬉しそうに話してくれて．
管理栄養士 12 :	そうでしたか．お子さんにそんな嬉しいことを言われちゃうとやっぱりやる気になりますね．
女性 12 :	ええ，だから，もう少し頑張りたいんです チェンジトーク　願望 ．

〜ここから，新しい話題へと移動する準備〜

管理栄養士 13 :	Hさんが乗っている感じが良くわかりました．それでは，今日はどの話題について話しましょう？ OQ：次の話題について尋ねる 以前，この○を使ったシート（アジェンダマッピング）で，血糖をいい感じでコントロールするためにどうしましょう？という相談をしたと思うんです．これが一緒に考えたシートです．

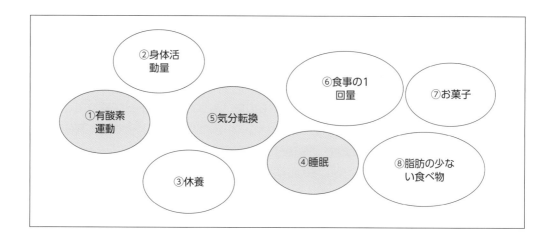

ここ 1～2 カ月というのは有酸素運動のところ，ここを「ウォーキング」で取り組んできた訳ですよね．お話を伺っていると旦那さんとの会話も弾み気分転換にもなり，さらに 2 人ともスッキリしてきたので，一石三鳥の効果だということでしたね SR 要約：次の話題に入る前の準備.

女性　13： はい，そうです．ですから，歩いているおかげで①と⑤，そして実は歩いた後は良く眠れるので④の睡眠もとても良くなっています.

管理栄養士14： そうでしたか．気分転換，睡眠と運動の効果が関連しているのですね．睡眠が確保できると気分いいですよね SR .

女性　14： はい．あとは…残りは食事関連ですね.

管理栄養士15： そのようですね．ただ，気が進まないのであれば，無理に食事の話題について話すことをしなくてもいいんですよ．ただ，せっかく，今日は栄養士のわたしとの面談の日なので，お菓子や食事で気になっていることがあればそれを話していただく，というのでもいいんですよ MI 一致：自律を尊重＋協働機会の探索 .

女性　15： そうですか…気になっていることは…なくはないんですよね.

管理栄養士16： ええ….
そうそう，そろそろ梅雨の時期に入りますね．このままのペースでウォーキングができそうですか？ CQ 閉じた質問：視点を変える

女性　16： そうねぇ～．今のペースで歩き続けるのはちょっと難しいかもしれないですね.

管理栄養士17： それでは，H さん自身，先ほど「今は乗っているからもう少し頑張りたい」とおっしゃっていましたが，ウォーキングに加えて，どのような事に取り組むと今，うまくいっている体重管理が継続できそうです？ OQ：本人の考えているプランを引き出す .

女性　17： ……う～ん．やっぱり歩くだけだと限界ですよね…．そうですね．本当は食事をもう少しどうにかした方が良いかと思っています チェンジトーク（弱い）願望 .

管理栄養士18： 今の食生活で少し気になっていることが頭に浮かんだのですね A 是認 . た

だ，それを正直にいうのはちょっと…とまどうのですね… CR：感情面 ．

女性　　　18： ええ〜…あの〜…ほんとうに…ちょっと言いにくいのですが．だから，こうして食事の話題について話すのは最後になっているわけで…．

管理栄養士19： ええ…まぁHさんに限らず，ほかの方でもお菓子がなかなか減らせなかったり，お子さんの残したものを「もったいない」って食べてしまって，結果的に食べ過ぎてしまったりっていうことがあるようですよ MI 一致　協働機会の探索＋情報提供：さりげなく他の人の情報を提供する ．

女性　　　19： わたしだけじゃないんですね．下の子が3歳なんですけど，まだ食べる量にむらがあって，それで，「子どもの分っ」てお皿に料理を盛り付けているんですけど，当然，自分の分もある訳で…．気がつくともったいないって思ってしまって，子どもが残した分と自分の分を食べているんですよね…．

管理栄養士20： そうでしたか…お子さんが小さいときってご自身の食事をゆっくりする余裕ってないですもんね．そして，次々とやること（家事）もあるわけですから，食事にだけ気をとられている訳にもいかないし CR：状況と行動について想像している ．そして食べものを大事にされているんですね A　是認 ．
何となくですが，⑥の食事の1回量を考えるのは厳しそうに見えます．そして，先ほど，「やっぱり歩くだけだと限界ですよね…」と話していましたね CR：両面を持った聞き返しで両価性を明確にしている ．どうしましょう？ OQ：自己探索を促す

女性　　　20： そうですね…ちょっと食事の量についてはもう少し余裕がないと無理そうなんですけど，有名なダイエットジムの情報を見ていても食事と運動は両輪だっていうし．せっかくここまで結果が出てきているし，残っている課題は「お菓子」と「脂肪の少ない食事」… 自己探索の開始 ．やはり，すぐにできそうなのは，⑦のお菓子なので，お菓子について相談したいと思います チェンジトーク　願望 ．

その後，管理栄養士との相談の結果，Hさんは自分がどのタイミングでどのようなお菓子を食べているのか，携帯で写真を撮ることにしました．そして，夜9時以降は食べないことを目標にして帰られました．

▎アジェンダマッピング（話題マッピング）を使った面談

この面談では，管理栄養士さんがアジェンダマップ（話題整理）のシートを活用しながら面談を進めている様子を紹介しました．この面談のように面談の初回でも2回目でも，共通のゴールを確認して合意するようにしましょう．ここでは「服薬治療を避けるまたは遅らせるために血糖値（HbA1c）を下げる」というのが患者さんと治療者の共通のゴールです．おそらく服薬治療の開始については「お金」「時間」「面倒」などなんらかの不安があるのでしょう．この面談では女性がどうして服薬治療を避けたいのか，その気持ちを引き出すことはしていませんが，もしかしたら，この先，食事量や脂肪の少ない食べ物，という話題（標的行動）について話す際に，確認していく必要があるかもしれません．

この事例に限らず，目標に到達するうえで，最も近道かもしれないと思う標的行動への取り組みが，最後になることはよくあります．また，複数の標的行動を選択し実行したほうがゴールへ早く辿り着けそうですが，この事例のようにまずは有酸素運動，という標的行動ひとつに絞って実施することもあります．

　人は，現在の習慣的な行動を変えるよりも新しい行動のほうが受け入れやすいといわれるように（Steinberg MP & Miller WR, 2015），この事例でもまずは，心地良さと関連している不健康な行動（お菓子の摂取など），繰り返されている習慣的な行動（お子さんの分も食べる）を変えることよりも，新しい行動を始める（食後のウォーキング）ことにしました．まずは，ゴールに向かってなんらかの行動を起すことを最優先にしたのです．食後のウォーキングがどれくらいの成果につながるかはわからない．しかし行動に移せば，なんらかの変化は実感できます．

　今回の面談では，患者さんは週4日それも30分から40分間，旦那さんと一緒にウォーキングを実行し，その結果，見事に体重が減りそしてHbA1cも改善しました．おしゃれの幅も広がり，服の色合いも明るくなり，心なしか全体の雰囲気も変わったようです．さらに，アジェンダマップから①の有酸素運動を実施したおかげで，⑤の気分転換と④の睡眠が連動して改善したこともわかりました．おそらく体調もさらに改善したことでしょう．

　この成功体験は，自己効力感の向上につながります．女性20から「食事と運動は両輪だし，せっかくここまで結果が出ているので」と述べ，後回しにしてきた食事に関する話題にも取り組もうとしていることがわかります．

　この事例から，第3章のアジェンダマッピングの使い方に工夫ができることがわかります．ゴールへの話題（標的行動）を整理するだけでなく，標的行動の関連性について患者さんと一緒に考えることができます．また，この事例のように取り組みやすい話題（標的行動）と後回しになる標的行動を可視化できます．アジェンダマップを患者さんと一緒に見ながら，行動に移せたか否かで色分けすると面談が楽しそうです．

　最後まで色が付かない話題はきっと，患者さんにとって最後の砦なのでしょう．臨床家のみなさんは，ゆっくり両価性の解消を支援してくださいね．

臨床家の声 ⑤ 来談者の自律を尊重し行動目標を決める

　わたしは，管理栄養士という仕事柄，医師から栄養指導が必要とされた患者さんや企業の社員の栄養指導を行う機会が非常に多くあります．血糖値が高い，または糖尿病の治療というなかで，運動の実施と並んで，食事内容のコントロールは非常に重要なものです．そのなかで，働き盛りの方は，今は，スマホや携帯で健康情報にアクセスする方も多く，わたしとの栄養指導の前には，ひと通りご自身でいろいろと調べてから来る方も少なくありません．また実際，来る前にはすでになんらかの行動を起こしている方もいらっしゃいます．栄養指導の中で何をどのように取り組んでいるのかを尋ねると，（いまだに）「糖質制限」という言葉を多く聞きます．ただ，実際によくよくお話を伺うと，夕食の主食抜き程度で，厳密な糖質制限を行っている方は少ない印象です．わたしたちは，どうしても糖尿病治療の専門職として過剰に反応してしまう単語があるのですが，糖質制限というのもそのひとつかもしれません．ですから，療養指導時に気をつけていることは，初回面談時に本人が自己流で

行動を始めている場合，よほど危険な行動でなければ否定せずに，「あなたの取り組まれていることに加えて，これもいかがでしょうか？」という感じで＋αを提案するようにしています．そして，可能な限り，来談者の方の自律を尊重し，ご自身で目標を立案していただけるようにかかわっていこうと意識しています．管理栄養士として多くの情報を提供したい気持ちをぐっと抑えて，「なぜ，そうなりたいかの気持ちを明確にすること（血糖管理や減量のモチベーションがどこにあるか）」を十分に引き出し，そして，「今後の行動目標をご本人に決めてもらう」．この２つをとても大事にしています．そうすると，来談者ご本人のやる気が引き出されるばかりか，行動変容へのはずみがつき，次回以降の栄養指導もとても有意義になります．

（お話を伺った方：東京都済生会中央病院　栄養管理科，管理栄養士　苫口咲子さん）

事例5　透析予防指導に活かす動機づけ面接

この事例では，医療者と患者さんが合意したはずの共通のゴールと標的行動がかみ合わなくなっており，再度，共通ゴールと標的行動について合意することが必要となった面談例です．当初，糖尿病腎症の進行を抑え透析を予防するのがゴールで，標的行動は「減塩」であったにも関わらず，徐々に患者さんの目標は「減量」に変わり，標的行動は「運動」実施に変わっていました．面談では，管理栄養士さん，看護師さん，そして最後に医師がかかわり，最終的には治療ゴールと標的行動を再度，合意し直すことに成功した面談です．それでは，具体的にみてみましょう．

面談ファイル5	
対象者	Yさん，男性　53歳　会社員　4人家族 2型糖尿病と診断されたのは8年前．その半年後から経口血糖降下薬にて血糖管理を行っている． 血圧154/98 mmHg，血糖値　随時血糖140 mg/dL，HbA1c 7％の状態が続いている． 1年前に早期腎症期と診断． BMI 24.7　体重74.0 kg　身長173 cm 尿アルブミン排泄率（ACR）　310 mg/g Cr 摂取食塩推測量　13 g/日 食事指導内容： ・エネルギー制限 1,600 kcal/日　塩分6 g/日 ・加工品　汁物　漬物　外食　などの説明 ・漬物・佃煮なし，汁物を減らす，ドレッシングなし，麺類の汁を残す，減塩しょうゆを使うなどの指導
面談者	管理栄養士，看護師，医師

管理栄養士1： こんにちは Y さん，最近，特にお忙しいようですね．

男性1（Y さん）： ええ… まぁ，はい．最近，景気のせいか僕の部署に限らず全体的に仕事が増えていますね．

管理栄養士2： ということは，お仕事のお付き合いによる外食なども増えていそうですね？ CQ 閉じた質問

男性 2： う〜ん……．そうかもしれませんね．はい．

管理栄養士3： ところで，塩分には気をつけていらっしゃいますか？ CQ

男性 3： ええ……まぁ．適度にですかね…がんばっている方だと思います．

管理栄養士4： …それ，もう少し具体的に教えていただけますか？ E 引き出す

男性 4： ええっ，まぁ体重はあまり減っていないのですが，お薬をちゃんと飲んでいます．

管理栄養士5： …そうですか．1日1回または2回のお薬を忘れずに飲んでいるんですね A 是認：服薬していること ．でっ，ところで塩分についてはいかがですか？ OQ 開かれた質問：さらに塩分について尋ねてみる

男性 5： いや〜（言いにくそうにしている）．先生も知っていると思うけど僕の場合，外食が中心なので，塩分のことを気にすると食べるもんがなくなっちゃうんですよね…… 維持トーク：理由 ．

管理栄養士6： そうですか…．それは困りましたね．それでは，減塩についてもう一度お話ししますね．

　　　　　以下，減塩指導を始める．

男性 6： はぁ………ええっ，いろいろ（方法）あるんですね．わかってはいるんですよね．やっぱり食べるものがなくなりますよね 維持トーク：現状維持の理由 ．まぁ，その，できることはやってみようかと思います．先生，いつもありがとうございます．それでは．

管理栄養士7： はい．それではまた．

面談 2 看護師との面談

看護師1： 栄養相談いかがでしたか？ OQ

男性 1： 外食は塩分が多いので，あまり気にすると食べるものがなくなるんですよ．できることはやりますと言ってきました．でも，今，自分だって頑張っていることがあるんですよ 不協和 挑戦：管理栄養士の許可のない情報提供で不協和気味 ．

看護師2： もし，よろしければがんばっていること… 教えていただけますか？ OQ：引き出す

男性 2： いや… 実は体重を減らしたいのでカロリーを気にしてプールにも行っているんですよ．体重が減ればね．薬も減ると思っていますから… チェンジトーク：段階を踏む：何かしらの行動を起こして変わる方向へ向かっている ．

看護師 3 ： 教えていただきありがとうございます．

Ｙさん，できることを具体的に，もう行動に移しているんですね．お忙しい時間を割いて取り組んでいますね…．それに加えて1年前からこの透析予防指導も毎月きちんといらしていますよね A：実際に行動に移していること，取り組んでいること．ただ，今日の検査結果はあまり良くなかったみたいです MI不一致　直面化：許可のない情報提供

男性 3 ： え！おかしいですね．まぁ，でも元気なんですよね．今のままで現状維持できればいいのかな，と思っているんですけど…（不満げ）こうして，定期的に病院にも来ていますし 維持トーク　理由：看護師3の許可のない情報提供で維持トークが出現．

看護師 4 ： そうですね…．一度も外来を休んだことありませんね A：行動．

確か，お子さんまだ小さかったんですよね．お仕事もいつもお忙しいとおっしゃっていますし，時間のやりくりも大変だと思うんですよね A：努力や本人の意図を想像して是認．体重も過去最高だった88kgからは減っていますしね A：体重が減っていることを是認．

男性 4 ： …ええっ，まぁ，体重は減ってますね．それに体調もいいし，仕事にも集中できるし，別にいいのかなぁと思っているんですよ．ただ，やっぱり…．先生から透析予防指導は毎回受けるように，とも言われるし．合併症ね？（怖いなぁ）という気持ちはあります 弱いチェンジトーク：是認されたことにより，徐々に落ち着いて合併症について注意が向くようになっている．

看護師 5 ： そうですか．合併症や透析のことは気になるものの，いまひとつなんかこうしっくりこない，体調もいいし，腎症が進行している，といわれてもピンとこない…みたいな感じでしょうかね… CR　複雑な聞き返し：本人の感情を想像してみた．

男性 5 ： いや～っ！そうなんですよ．これまでも血糖と腎臓のことは聞いてはいるんですけど，あまり神経質になるとのもかえって病気に悪いのかなぁ，とも思ったりするんですよ．

看護師 6 ： ええ…．病気のこと，血糖とか腎臓のことばかり考えているのもどうしたものかと，気持ちも晴れないし，かといって病院に来るたびに，ここ最近は腎臓のことや透析のこともいわれるし，どうしたものかと… CR：感情．

男性 6 ： はい，本当にそんな感じです．本当にそんなに今の状態って悪いんのでしょうかね．

看護師 7 ： さっき，血糖と腎臓のことは聞いたことがあるっておっしゃっていましたね．前，聞いた話ってどんなお話だったのか，もし，覚えていることがあれば教えていただけますか？ E：引き出す　協働機会の探索：患者さんからの質問に答える形で情報提供が可能だが，あえてその質問には答えずに本人から引き出すことにしている

男性 7 ： はい… ええと，なんだったかな？糖尿病が悪くなると腎臓がうんぬんかんぬんって．

看護師 8 ： もしかしたら，おしっこにタンパクとかアルブミンとか… CR：パラグラフを続ける．

男性 8 ： そうそう，なんか，腎臓が悪くなるときっておしっこに何か出る，って，たくさん出ている……みたいな．

看護師 9 ： ええ，だんだん思い出してきたんですね．それから（他には）…？ OQ：さらに引き出す

男性 9 ： え……っと．腎臓は悪くなってもあまり症状が出にくくて，気をつけないといけない…ということは…．もしかして…．

看護師 10 ： ……そうそう．さっき，Ｙさんから「本当に今の状態って悪いのでしょうか？」という質問がありましたね．今がまさに気をつける時期かもしれませんね P 情報提供：先の質問に答える．もう少しいいですか？ 許可を得て情報提供の準備 ？（本人が頷くのを確認して：許可を得て）今のこの状態というのは，どちらかというと，このまま病気が進むか，少しでも食事などに気をつけて病気の進行を止められるかという分かれ道に立っているんだと思います P：先の質問にもう少し詳細に答える．

男性 10 ： うん？ ということは，病気が進むか進まないかの分かれ道ってことですか？

看護師 11 ： はい．そうだと思います 質問に答える．

男性 11 ： それじゃ，もしかしたら，こうしてあまり病気を気にせずに好きなものを好きなだけ食べているのって，元気だし，痛くもかゆくもないので，大丈夫だと思っているのって….自分が思っている（大丈夫だと）だけで病気が悪くなっているんですね….

看護師 12 ： ええ，ですから，塩分を考えて食事をするのって大変だからと，このままの食事で行くことも，腎臓のことを少し気にかけて体重に加えて塩分を気をつける…ということも…Ｙさんはご自身で選ぶことができるんですよね MI 一致　自律の尊重．

男性 12 ： そうですか……自分次第なんですね．どうしようかな 自己探索の開始．やっぱり悪くなるのは嫌だなぁ チェンジトーク：願望．

看護師 13 ： …そもそも，合併症が進行したら嫌なわけですよね．できれば避けたいと思っている．Ｙさんがどうして合併症が嫌なのか，そのお気持ち教えていただけますか？ CR　感情＋OQ：チェンジトークの願望などを引き出す

男性 13 ： そりゃぁ….腎臓が悪くなると，身体がむくむし，血圧が高くなるのも嫌だし．僕の父は血圧が高くて倒れたことがあるので．それに，人工透析は嫌ですね チェンジトーク：変化の理由．

看護師 14 ： 合併症ってやっかいだなぁ… という気持ち… CR　感情．

男性 14 ： はい．なんか面倒な感じですね．

看護師 15 ： 今でさえ，糖尿病というのが頭にあって，食事の量やバランス，塩分，アルコールにもかなり気をつけているのに… CR：ちょっと強めの聞き返し

男性 15 ： （遮るように）いえ…いえ……実はあまり気をつけていないんです．特に食事とアルコールは…．
恥ずかしい話ですが，痛くもかゆくもないので，意識していないことが多いんです．あんまり気にせずに食べているので，最近，妻が見かねて…お父さん，ちょっともう少し考えて食べた方がいいんじゃないの？　しょうゆの量も多いよって．

看護師 16 ： そうでしたか．以前よりも食べる内容や量，しょうゆの量など…　が意識の外にあって S　要約，そして奥様も心配されているのですね．

男性　16 ： ええ．ただ… 実は食べることが好きなんです．それが制限されてみんなと同じものが食べられなくなるのが嫌だし，食べるたびにあれこれ考えるのってなんか……　維持トーク：変化の不利益 ．

看護師17 ： そうすると，食べ物を制限したくないという気持ちと腎臓が悪くなるのは避けたい，という２つのお気持ちで揺れているんですね　CR：両面をもった聞き返しで両価性を明確化 ．

男性　17 ： ええっ，そうですね．やっぱり透析は嫌ですね　チェンジトーク　将来の不利益 ．

看護師18 ： とすると，食べる楽しみも残しつつも，腎臓も大事にしたい．お父さんのこともあるし（高血圧で倒れた），塩分をもう少し意識してみたいという気持ち　S　要約 ．

男性　18 ： ええ，そうですね．今，こうして看護師さんと話していて，さっきの栄養士さんの話，大事ですよね．来月までに（塩分）なんか，ちょっとやってみようかと思います　チェンジトーク：コミットメントに近い ．

看護師19 ： そうですか．できそうなところから是非！

男性　19 ： はい．そうします．

(面談3) 医師との面談

医師 1 ： Yさん，こんにちは．栄養士さんと看護師さんの透析予防の指導のお話が終わりましたね．ふたりからはそれぞれ，どのような話をされましたか？　E　引き出す

男性 1 ： はい…．栄養士さんには減塩について，色々とどんなものを選べば減塩になるのかをまた，教えてもらいました．そして看護師さんとさっきまで話していて，やっと腎臓と塩分と透析のことがしっくりしてきたような気がします．

医師 2 ： そうですか．どうして減塩指導をされていたのか，今日，改めて納得できたという感じでしょうかね　SR　単純な聞き返し ．

男性 2 ： はい．納得というか，思い出したという感じです．

医師 3 ： ええ，あっそうですか．えっとわたしから，改めてお伝えしても…？　情報提供の準備 （本人は頷くのを確認してから）腎臓を守って一生透析にならないためには血圧，血糖，塩分の３つに気を付けることが大事なんですよね．Yさんはすでに血圧も血糖もお薬をきちんと飲まれているのでいい感じです．後は，これまでの検査結果をみるともう少し塩分に気を付けてもらうと良さそうなんですけど，そのあたりは看護師さんと話していて大事だなぁと思ったのですね　A＋P＋SR ．

男性 3 ： ええ，はい．そうです．
でも，先生にこんなことをいうと怒られそうですが，他の人がどうなっているのかその経過を知らないので，あまり自分が透析になりそうな気がしないんですよ．本当に透析予防の指導を受けていて，自分みたいに好き勝手食べているとダメなんですか？　質問

医師 4 ： ああ，そうなんですね．ではもう少しだけ情報提供しますね．よろしいですか？　許可を得てから （許可を得てうなずくのを確認）わたしの外来でも患者さんで透析に入っている人って少なくないんですよ．ただ，Yさんのように，この外来で透析予防の指導を受けている人の中で，2，3年前から腎臓が悪いですよって言われて，

頑張っている人もいます．その方って 500 くらいあった ACR という検査値が，塩分を減らして半分くらいに落ちて，現在も透析に入らずにそのままがんばっています． P：現在の本人の数値や本人の興味のある情報について提供する ．

男性 4 ： へ〜っ　僕の ACR って？

医師 5 ： はい，Y さんの ACR は 310 です．

男性 5 ： えっ！　ふつうはどのくらいなんですか？

医師 6 ： ええと…ふつうは 30 くらいです．

男性 6 ： そもそもこの ACR ってなんでしたかね？

医師 7 ： ACR，これは尿から出る微量なタンパクを現しているもので，腎臓の障害があることを示しています．もう少し続けてもいいです？ P：追加で情報を提供したいので相手の反応を確認する 透析予防の指導を受けていただいている一番の目的は，今すでに腎臓が悪くなっているんだけど，何とかガンバって一生透析にならないために管理していくことですよね．

男性 7 ： そうですね……，それで栄養指導であんなに塩分のことを言われていたんですよね．

医師 8 ： はい，その通りです．わたしのお話と栄養士さん，看護師さんとの今日の会話を思い出してみてください．今日，病院でいろんな話を聞いたと思うのですが，今のお気持ちを聞いても良いですか？ E　引き出す

男性 8 ： はい，いや，多分，最初の頃は塩分のことも頭にあったと思うのですよ．ただ，だんだん，塩分じゃなくてカロリーのことにずれていったんだと思います．こうして，思い出すと，塩分に気をつけると味がしないしなぁ，と思うことがあって，それで，塩分じゃなくてもカロリーでいいんじゃないかと勝手に思うようになったところがありますね．

医師 9 ： そうでしたか．今日の外来では，カロリーから塩分に意識を戻すきっかけになった，軌道修正できた… という感じでしょうかね CR：言外の思いを言語化 ．

男性 9 ： はい．まずは塩分を一番気にする！　というのを思い出しましたし．

医師 10 ： それに，今の時期では塩分の摂取を抑えることで，腎機能が改善するとも言われていますからね（さりげなく情報を追加）．

男性 10 ： そうなんですね．よくわかりました．来月までできることから取り組んでみます チェンジトーク　具体性はない ．

医師 11 ： ちなみに，どうするんですか？ 具体的な計画を促す質問

男性 11 ： ええっと……　そうだなぁ（しばし考えてから）
昼食，ほぼ毎日ラーメンなんです．それを和定食に代えて，しょうゆの替わりに何か他の調味料をつかってみたいと思います．そんな感じでどうでしょう？ 計画

医師 12 ： うん，Y さんがご自身で決めたことですから，まずはやってみますかね MI 一致　自律の尊重 ．

男性 12 ： はい，ありがとうございます．

〜薬を処方されて次回の予約をとって終了〜

透析予防指導を MI の 4 つのプロセスからみる

　この事例では，チームである管理栄養士，看護師，医師が MI をチームで活用することによるメリットについて考えてみたいと思います.

（各臨床家と患者さんの発話についてはそれぞれに簡単な解説がありますので，これまでの事例を参考にしながら，臨床家の MI 不一致（直面化，説得）と患者さんの維持トークや不協和の関連性，臨床家の MI 一致行動（是認，協働機会の探索，自律の尊重）とチェンジトークの関連性など，是非，注意深くみていただければと思います.）

　以下の図をご覧ください．3 人の専門家と患者さんとの面談の様子を図示しました.

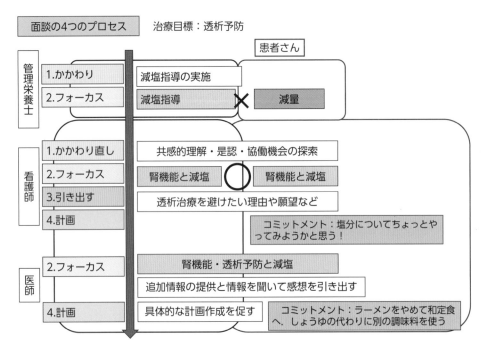

図　透析予防指導を MI の 4 つのプロセスからみる

　チームで患者さんを支援するメリットは，この事例のように，患者さんとかかわり続けるチャンスがあれば，患者さんとの関係性を再度，構築し直し，協働的に面談を再開することが可能な点です．そして，チームの構成メンバーが MI を知り活用すると，面談の精神（PACE）と面談スキルが共通であることから，面談後の振り返りが円滑にできそうです.

　この事例であれば，管理栄養士の面談のスタートにおいて標的行動が患者さんと合意されていません．患者さんは透析予防のための標的行動を減塩から運動へ変えていました．標的行動がかみ合わないまま，減塩指導を再度始める前に，どのように声をかければよかったのでしょうか？　もしかしたら，このとき，透析予防なんだから「減量」ではなくて「減塩でしょ！」という思いが管理栄養士の頭によぎったかもしれません．面談のフォーカスがずれたままた面談を進めた結果，患者さんは心理的抵抗が強くなり，協働性が低くなったようです.

　次に，看護師と患者 Y さんとの会話の流れをみてみましょう.

看護師は，面談の4つのプロセスの全てを一人で実施しています．その中で注目したいのは，面談の「かかわり直し」を行い不協和へ対応している点です．患者さんが不満そうにしている，つまり防衛反応が強いままでは面談を進めることは困難です．患者さんの発話から，自分が良いと思って行動していることを認めてもらいたい，という気持ちを感じた看護師は，すぐに，減量がうまくいっていることや，欠かさず受診していることを言語化して是認しています．

　その後も，看護師は複雑な聞き返しを活用しながら，Yさんの言外の思いや感情に関心を寄せ，少しでも患者さんの気持ちを正確に理解しようとかかわり続けています．すると，徐々に患者さんの防衛反応は弱くなっているようです．男性5や6に見られるように，看護師へ疑問や質問を投げかけるようになり，面談にかかわるようになっていますね．

　看護師は，Yさんから血糖と腎臓の関係，腎臓が悪くなると尿検査でどうなるのか，塩分と腎機能の関係などこれまでの指導内容を引き出しています．すると，Yさんからは「痛くもかゆくもないし，元気だし，本当に病気が悪くなっているのだろうか」という本音が出てきました（男性11）．標的行動が「減塩」についてまだ納得していない様子が伺えますが，話題は減量から「減塩」に徐々にシフトしているのがわかります．

　面談のフォーカスが「減塩」に戻りはじめ，Yさんが自己探索を始め，透析予防のための「減塩」に取り組む重要性を再び考え始めたのは，看護師12以降です．看護師は「このままの食事でいくことも，腎臓を少し気にかけて体重に加えて塩分に気をつけることも自分で選んでよいのですよ」とYさんの自己決定を尊重してかかわっています．すると，Yさんは「合併症は嫌だな」とつぶやいています．

　防衛反応が強いときは，患者さんは自分を守ることにエネルギーを使うので，相手の話を聴くことができません．自己を振り返り，改めて自己探索をするという作業は，なおいっそう難しくなります．その後も看護師は，Yさんの自律を尊重しながらかかわり，対話を続けています．Yさんは，食べ物を制限したくない気持ちと腎臓が悪くなるのは避けたいという両価性を正直に口にしています．

　看護師17以降で，Yさんから，腎臓を守ることや，透析を予防したい気持ち（チェンジトーク）などを十分に引き出した結果，医師の面談では計画にはずみがついています．

　最後に医師の面談をみてみましょう．医師は管理栄養士，看護師からのバトンをしっかり受け取っています．不協和は解消されており，患者さんは積極的に減塩について考えて始めています．医師は，あまりかかわりに時間を割かず，これまでの指導を受けていかがでしたか？　と引き出すにとどめ，面談のフォーカスを「透析予防のための減塩」において面談を開始しています．

　医師は「腎臓を守って一生透析にならないためには血圧，血糖，塩分の3つに気をつけること」そして，Yさんに「あなたはすでに血圧と血糖の管理は服薬治療をしているからいいですよ．後は少し塩分に気をつけることなのですよ」と是認しつつ追加の情報を提供しました（医師3）．すると，Yさんは塩分を控えることについて，まだ何か納得するための情報が足りなかったのでしょう．「自分と同じように透析予防の指導を受けている人がその後，どうなっているのか経過を知らない…本当に，自分みたいに好き勝手に食べているとダメですか？」と塩分と透析の関係についての疑問を口にしています．

　この，Yさんが自分が透析になるなんて思えない，本当にダメなのか？　と正直に尋ねてくれたことが，医師からの次の情報提供につながりました．医師はYさんへACRの数値を伝えました．患者さんは自分のACRの数値が腎機能の正常時の数値と比較し非常に高いことを知り，塩分制限がすぐにでも必須であること，そして栄養指導で減塩が繰り返された理由を納得したようでした．

　面談が終わりに近づく頃には，Yさんは「まずは塩分を一番気にするのを思い出しました」とチェン

ジトークにつながる言葉を述べました. すると医師は「今の時期では塩分の摂取を抑えることで腎機能が改善するともいわれています」とYさんの減塩への取り組みをさりげなく後押しする情報を沿え, 「ちなみに, どうするのですか?」と計画の具体性を尋ねていますね.

すると「ラーメンをやめて和定食にする. 調味料はしょうゆ以外のものを使ってみる」という具体的な計画が出されました. これまでの栄養指導が患者さんの中に生かされていることがわかります. 医師の面談は主に再度フォーカスを明確にし, 計画段階を担ったといえるでしょう.

臨床家の声 ⑥ 糖尿病の専門医から「患者さんの抵抗への対処とMIの役割」

2017年7月の夏の暑い日, わたしは友人と数名で, 長崎県・佐世保中央病院糖尿病センター所長である松本一成先生の元を訪れました. 松本先生は, わたしがMIを知る以前からMIを学ばれていて, 先生の得意とするコーチングコミュニケーションにMIのエッセンスを融合させて, 医療現場のスタッフにその面談スキルを提供していました.

友人数名と院内を案内していただいていると, 松本先生の携帯電話が鳴り, 先生の表情がちょっと緊張した面持ちに変わりました. 笑顔でわたしたちに簡単に挨拶すると, 先生は足早にその場から立ち去り外来へ向かわれました.

数十分後, 戻ってきた先生にわたしたちは, 何があったのかを聞かずにはおれませんでした. すると「このセンターでは, 初診時に問診や検査や栄養相談など行うことが多いんですよ. だからどうしても患者さんは待ち時間が長くなるんです. すると, 「栄養相談がどうして必要なのか?」と, 待ち時間の長さに我慢できなくなった患者さんが怒り出すようなことがあります. 実は今もそうだったのです. 今回もある患者さんが帰る!と言い出して…他のスタッフが説明してもなかなか納得してくれなくて, それで僕が呼ばれたんです. 行って説明したらなんとか落ち着いてくれまして, もう少し待ってくれることになりました」とにこやかに説明してくださったのです.

わたしは「松本先生, 先生がMIを臨床で活用するようになって, 一番MIが効果的だったのはどんなときですか?」と尋ねると「今回のように待合室で怒り出した患者さんと話すときや, もう糖尿病で何やってもだめだと落ち込んでいる患者さんと話すときですよ」と. そして「患者さんの気持ちをできるだけ正確に言葉にすることで, 患者さんが落ち着いたり, また, 何で怒っているのか理由がわかったり…. 患者さんの怒りや不満, 絶望という感情から患者さんがどのような価値観を持っているのかが想像できるし, それを切り口に治療を進めることができるんですよ」と笑顔で話してくださいました.

外来で毎日何十人もの新患を含め, 多くの患者さんの診察をしつつ, 院内では糖尿病のチーム医療推進のためのコーチングセミナーを開催. そして, 年間50回以上ものセミナー講師を日本各地で実施している松本先生. 糖尿病治療に生かすコーチングコミュニケーションというテーマで多くの医療職にコーチングコミュニケーションを提供されています.

先生の著書である『コーチングを利用した糖尿病栄養看護外来』(中山書店)の中でも先生の病院での様子が紹介されています.

(お話を伺った方:長崎県・佐世保中央病院 糖尿病センター所長／日本臨床コーチング代表, 医師 松本一成先生)

チームの主人公は患者さん

　患者さんと医療職が，長期にわたり病気と付き合い続けるなかで，治療のゴールや標的行動を見直すために，情報を交換し，合意し直すことが多々あると思います．そのなかでも忘れてはいけないのが，糖尿病の改善やコントロールの主人公は患者さんであり，患者さん自身が主体的に取り組むことが必要不可欠だということです．そのために私たちは，患者さんが能動的に治療のプロセスに参画するよう，意欲を引き出すことが大切です．つまり，患者さんもチームの一員となり，皆がパートナーシップを常に持ち続けることが，患者さんの療養生活を支援することにつながるのです．

第8章

患者さんとの継続的なかかわり

　この章では4つの事例をみながら，患者さんと医療者との継続的なかかわりについてみていきます．

　事例6は患者さんの間では「やせる薬」といわれる薬を処方された患者さんの事例です．

　事例7では，病気と長くつきあっていくためには，本人だけでなく職場や家族という周囲の理解と支援が大きな役割を果たすことがわかります．そして事例8と事例9の面談は，患者さん本人とそのご家族も含めた3名による面談です．医師と患者さんの会話において，ともすれば患者さん本人が話し始める前に奥さんやご主人からの「間違い指摘反射」が飛んでくる場面があります．2つの事例においても，奥さんを心配するご主人，そしてご主人を心配する奥さんがそれぞれ登場します．

　事例6から9は，本書の著者でもある医師の村田先生と患者さんの会話が元になった面談事例です．これらの事例では村田先生の外来の様子を垣間見ることができます．

　村田先生は，患者さんのご家族が一生懸命話してくれることを否定せずに，かといって患者さん本人の意向を無視せずに，穏やかにそして協働的に面談を進めています．

　これらの4つの事例を通して，臨床家の皆さんが継続的に患者さんとかかわり続けるためのポイントについて考えてみましょう．

事例6　服薬治療を開始するも血糖値が安定しない

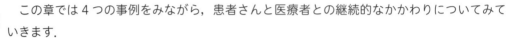

面談ファイル6	
対象者	Tさん，47歳　男性　自動車販売業（営業職）　5人家族 身長170 cm　体重85 kg　BMI 29.4 糖尿病　罹病歴3年 これまでの経緯 ・7年前に境界型糖尿病を指摘されたことを契機に喫煙をやめ，それから3年で体重が7 kg増加，4年前に2型糖尿病と診断された． ・過去に靴ずれによる足潰瘍の既往有．以来，定期的なフットケアチェックを行っている． ・3週間前にSGLT2阻害薬*を処方されて服薬開始したが，服薬開始後も体重は微増． ・HbA1cは9%台から低下せず，服薬開始から3週間目に入った本日時点で，体重の変化もない． *腎臓でのグルコースの再吸収を阻害し，血糖を下げる薬．

この事例は，患者さんが医師との面談後，フットケアへ寄り看護師さんと話しているところです．医師との面談は少し不協和気味で終えたようです．その理由は，患者さんがある薬を服薬し始めて3週間目になるものの体重も血糖値も変わっていないことが原因です．患者さんが服薬し始めた薬は，ちまたではやせる薬，といわれています．食事量が服薬前と変わらなければ，服薬だけで体重が減るはずなのですが，この患者さん，体重はもちろんのこと HbA1c もまったく変わっていません．

　そこで医師は，変わらない原因を探すために食事内容，飲酒量，ジュースやお菓子の摂取量などについてあれこれと尋ねたのでした．これは，アセスメント・トラップといわれる面談に近く，行動変容を促す面談というよりは，原因探しが中心の面談です．そのため，患者さんはすっかり嫌になってしまったようです．

　さて，看護師さんが面談の4つのプロセスをどのように進めるのかみていきましょう．

看護師1 ： こんにちは．しばらくでしたね．その後，足の傷って大丈夫ですか？　いかがです？ CQ 閉じた質問

患者（Tさん）1 ： はい．大丈夫ですよ．ちゃんと自分の足，毎日見ています．傷を作らないように気をつけて見ています．それにほらっ！　つるつるでしょ？

看護師2 ： あっ本当ですね．よかった．きれいに手入れしていますね．わぁ…良かったです．毎日，ちゃんと見て気にかけてくださっているんですね A 是認：本人の努力 ．

患者2 ： はい．いちおう頑張っていますよ．

看護師3 ： ええ，そのようですね．あれっ…それはそうと，ちょっとだけ元気ないですね．どうしましたか？ OQ 開かれた質問 その感じだと Y 先生に何か言われましたか？ CQ

患者3 ： …はい．実は，3週間前に新しい薬になったんですけど，Y 先生からその薬を飲んでいるの？って．それでその薬をちゃんと飲んでいるのであれば，飲んでいる割には血糖が悪いとかで…．

看護師4 ： あらっ，いいですね．Tさんとしては忘れずに薬を飲むようになっている…． A 是認：本人の行動

患者4 ： はい．以前は飲んだり飲まなかったりで，（血糖）コントロール悪かったですからね．

看護師5 ： …そういえば，足に潰瘍ができたときに，お薬を適度に抜いている…と話していましたね．ちゃんと飲むことにしたんですね A：本人の努力・行動 ．

患者5 ： ええ．その通りです．それなのに血糖が下がっていないんですよね．だから，Y 先生に食事のことを細かくチェックされました．

看護師6 ： そうでしたか…．なんか先生から「ちゃんとやってるの？」と疑われているような感じがしたんですかね… CR 複雑な聞き返し：感情面 ．

患者6 ： そうなんだよね．自分としては以前よりも気をつけて，がんばっているんだけどなぁ…．

看護師7 ： はい，いま，見ていますが足の状態もとてもきれいですよ A：本人の努力とそのその成果 ．

患者7 ： そうですか．よかった．そういってもらうと嬉しいなぁ．

あの〜薬が変わったんですけど，その薬も飲んだらカレンダーにチェックして忘れずに飲んでいるんです．それなのに，薬の効果が出ていないっていわれると…　チェンジトーク：段階を踏む．

看護師 8 ：　薬の効果っていうと血糖が下がるっていうことですね…．もうちょっと下がっていると…と思う気持ちも…　CR：言外の言葉の明確化．

患者　 8 ：　ありますね．

看護師 9 ：　そうですよね〜．そうそう，Tさん，今飲んでいるお薬のことをちょっと聞いてもいいですか？　E　引き出す：許可を得てからSさんの持っている情報を引き出す準備

患者　 9 ：　はい，いいですよ．

看護師 10：　そのお薬ってどういう効果があるんですか？　E：Tさんが得ている情報

患者　10：　Y先生がいうには，食べてもね，おしっこに糖を流してくれるから血糖値を下げることができるんだって．それに，この薬ってやせるらしくて．僕の知り合いも同じ薬を飲んでいるんだけど，2カ月で8kg体重減ったんだよね．

看護師 11：　あ〜そうなんだ．血糖値だけでなく体重にも現れるんですね．それを聞いちゃうと，これまで我慢していたものも安心して食べたくなりますかね…　CR：薬を飲んでいる気持ちと行動を想像．

患者　11：　…そうなんですよ．

看護師 12：　Tさん，ちょっとだけ思い出してみません？　薬が変わった先月初旬から今月の今日までの期間，前と比べて食べ方で変わらず頑張っていることと，少し変わったことがあれば…　E：相手の反応を見ながらさらに引き出す．

患者　12：　そうですね〜…，頑張っていることは…野菜を食べるようになったことかな．
　　　　　　それで，変わったことといえば…．今年の夏って例年よりも暑いから炭酸ジュースを飲んでいるかもしれない．

看護師 13：　そうですか…前よりも頑張っていますね．野菜を意識して多めに食べるようにしているんですね　A：本人の意図と行動．

患者　13：　はい，野菜は食べ順のことを教えてもらったので実行しています．
　　　　　　ただ……なんとなく食べてるかも…．

看護師 14：　そうですか…私が，この前他の人から聞いた話なんですけど…．残業が増える時期になると，なかなか難しい（食事量のコントロール）…っていいますよね　CQ．

患者　14：　ええ〜，そういわれてみると，ここひと月は夏休み前で残業が多かったですね．

看護師 15：　休み前の残業ってきついですよね．夜遅くなるとお腹が空いてきちゃうし．

患者　15：　そうですね．同僚が買ってきたコンビニの袋が目に入ると，食欲にスイッチが入っちゃいますね．

看護師 16：　遅くまで頑張って仕事をしていると，ついついご褒美って思う気持ちも湧いてきますし…　CR：言外の思いと状況．

患者　16：　はい…白状すると…残業中にはほぼ毎日，菓子パン食べていましたね．

看護師 17：　あ〜…そうでしたか…．思い出してくださったのですね．

患者　17：　はい，思い出しちゃいました．

看護師 18 ： おしっこに糖が出る，膵臓に負担をかけないと聞くと安心するのも無理ないですね．食べても血糖が下がるって安心して7月の頃よりも食べている量が増えていたのですね… S　要約：これまでの食生活の変化をコンパクトにまとめた ．

患者　18 ： そう…はい，今思うと，ちょっと…油断していましたね．

看護師 19 ： …ご自身でも薬を飲んでいるという安心感というか油断から前よりも甘い食べ物，間食の量が増えていて…それが原因かもしれない…なんていう思いもあるのですね S＋CR ．

患者　19 ： はい…そうですね．

看護師 20 ： それでは，今日の結果については… CR：先を促す ．

患者　20 ： …（沈黙）というと，その薬を飲んでいるにもかかわらず，僕の場合は3週間経過してもまったく何も変わっていないので

看護師 21 ： きっと，Tさんも気づかれているように，薬の効果も出ているんだけど，効果が出ている分を食べているかもしれませんね CR：言外の思いを言語化 ．

患者　21 ： そうですか．ダメなんだ，やっぱり…

∶∶∶∶∶∶∶∶面談のプロセスの第3段階　引き出す∶∶∶∶∶∶∶∶∶∶∶∶∶

看護師 22 ： こうして私と話しながらご自身で気づいた部分があるんですね A　是認 ．
Tさんにとってはやっぱりお薬飲んで，食べ物に気をつけて血糖を管理することは，仕事をきっちりと行う上でも大切なんですよね？ CQ：行動を変える動機を聞いている

患者　22 ： そうですね〜（ほっ…怒られなくて良かった）．仕事をきっちりすることも大事だけど，やっぱり，健康かな．

看護師 23 ： もう少し，聞いても良いですか？健康が大事…と思うようになったきっかけみたいなことって… OQ：価値を引き出す ．

患者　23 ： ええ，そうですね〜．自分の上司，よくお酒を飲む人だったんですよ．それにすごく食べる人で，仕事のストレスもあったんでしょうけど，会うたびに大きくなっていて（太っていて）．ある時，海外出張から日本に帰国したとき，飛行機から降りた途端に急に倒れたんですよ．びっくりしましたよ…．

看護師 24 ： …そうでしたか．それは驚きましたね．

患者　24 ： はい，僕も本当にびっくりして，後で聞いたら，血糖も血圧も高かったみたいで，忙しいのもあって病院へ行ってなかったみたいなんです．リハビリも大変だったようで復帰するまでに1年くらいかかっていましたね．だから，自分は倒れたくないと．だから，病院はちゃんと行って治療してコントロールしようって思ったんですよね チェンジトーク：変化の理由 ．

看護師 25 ： そうだったんですね．上司が倒れたのをみて，このままじゃ自分もまずいかも，そう思って治療を開始したのですね．健康って意識してないと当たり前に思ってしまいますよね CR：感情および価値観 ．

患者　25 ： ええ，本当にそうですね．痛いとかかゆいとかだと意識しますけど，血糖や血圧

が高いとかってあまり自覚できないですし．ただ，だからこそ気にしたいと思っています チェンジトーク：変化の理由．

看護師 26： もう少し，教えていただけますか？ OQ：さらに引き出す

患者 26： はい，僕の上司を見ていて改めて思ったんですよね．倒れてからで遅い．病気になってはじめてそのありがたみがわかるっていいますけど，それだと，家族に迷惑がかかるし，自分も辛いし チェンジトーク：変化の理由．それに僕，子どもが 3 人いるんです．男ばかりで（笑）．そして，みんなサッカー好きで頑張って練習をしているんですよ．

看護師 27： そうでしたか．自分とご家族，そしてお子さんのためにも，元気で働いていたい．お子さんの活躍する姿を見続けたい…っていうか，お子さんに元気な父親の存在を感じてほしい…っていう感じですかね？ S＋CQ：価値観を確かめている

患者 27： ええっ…そうですね．父親の存在っていうとちょっと大げさですが…．僕，出張で留守のことが多いんですよ．きっと，普段はあまり，父親の存在って感じていないと思うんです．ただ，そうはいっても自分が元気で仕事をしていれば，子どもは安心すると思うんですよね．

それに，子どものサッカーの試合を見に行くのが楽しみなんです．

時々ですが，休み日など天気がいいときに公園で子どもと一緒にサッカーするのも楽しいし．だから元気でいたいなと思っています チェンジトーク（自己探索の結果）：将来の利益＋価値の明確化（仕事，家族，子どもが大切）．

： ： ： ： ： ： ： ： ：計画段階へ移行： ： ： ： ： ： ： ： ： ： ：

看護師 28： そっか…．確かTさんも昔，大学までサッカーしていたんですもんね．以前，話していましたね．お父さんが元気に仕事をして，自分たちの応援に来てくれて，たまに公園で一緒にサッカーしてくれて，それってお子さんにとっては本当に嬉しいですね．そのためにも，血糖はできれば，下げていきたい…というか，コントロールしていきたいと S：計画段階へシフト．

そうすると…具体的にはどうしましょうか？ OQ：計画を促す

患者 28： そうですよね．具体的にやらないとね．

う～ん，やっぱり残業時の菓子パンはおにぎりに替えたほうがいいのかな．それから，さっき自分で気がついたんだけど，オレンジジュースやスポーツドリンクも甘いじゃないですか．だから，お茶のほうがいいんですよね．このあたりをしてみようかと チェンジトーク（自己探索の結果）：コミットメント・具体的な計画．

看護師 29： わぁ…すでにご自身で何をするかまで考えていたのですね．はやい… A　是認．

ところで，どうして，おにぎりがいいんでしょう？ OQ：さらに引き出す

患者 29： ええっと，以前，栄養士さんに言われたんだよね．菓子パンよりもおにぎりの方が，血糖の上昇も緩やかだって，それにエネルギーも低いし．それから，スポーツドリンクって無糖以外は甘いしね．それにおにぎりにはやっぱりお茶でしょ？

看護師 30： ええ，ええ，Tさん，栄養指導の内容を覚えていらっしゃったんですね．うちの

144

栄養士も喜ぶと思いますよ A　是認 .

| 患者 | 30 | ： | そりゃ，ちゃんと覚えていますよ．あれだけ熱心に伝えられたら嫌でも頭に入りますよ． |

看護師31：　最後にもうひとつだけお聞きしても良いですか？
残業時の菓子パンをおにぎりに替えたり，スポーツドリンクをお茶に替えたりするとどんな効果が期待できそうですか？ OQ：将来のメリットを引き出す

患者　31：　多分，ですけどね．きっと，2週間くらい継続できれば，多少，すっきりしてくるような気がします チェンジトーク　将来のメリット .

看護師32：　というのは，お腹周りも含めて多少，体重も減りそう SR　単純な聞き返し：多少すっきり」を言い換えている .

患者　32：　そうそう．薬の効果が出ますよね…きっと．

看護師33：　私もいま，同じことを思っていましたよ．

患者　33：　そうですか…．お腹が少し凹むと，もっと楽に足の手入れもできるし，いいですよね チェンジトーク　将来のメリット .

看護師34：　ええっええ…．それに身体が軽くなると，身体のキレが変わるかも…しれませんね CR：リフレーム .

患者　34：　おお〜！そうですね．楽しみだなぁ．まだまだ動きたいですからね チェンジトーク：願望 .

看護師35：　それでは，さっそくですが，いつからはじめてみたいですか？ OQ：計画の具体性を引き出す

患者　35：　ええっと，今日は金曜日なので，さっそく，来週の月曜日からやってみたいと思います コミットメント .

看護師36：　はい，わかりました．月曜日からですね．また，お会いするのを楽しみにしていますね．そのときにまた，詳しく教えてくださいね．

患者　36：　はい．それでは，また．今日もフットケアありがとうございました．

面談の4つのプロセスのポイント

1 かかわりながらフォーカスする

　看護師1から看護師8をご覧ください．看護師さんはフットケアを通して患者さんの反応を確かめながら面談を進めています．足がつるつるでコンディションが良いこと，薬を飲み忘れなく服薬していることを是認しながら，かかわり続けています．

　看護師9からは，患者さんが医師とどのような話題を話したのかを引き出しながら，面談の話題をフォーカスしようとしています．患者さん自身の発話から，薬の効果を知っていることがわかった（患者10）ので，看護師さんは，もしかしたら食べている量が多いのかしら？と想像し「その薬の効果を過信して安心して食べたくなりますかね」と聞き返すと，案の定「そうなんですよ」という反応が返ってきました．

　そこで看護師12では「薬が変わった先月初旬から今日までの期間において食べ方で変わらず頑張っ

ていることと，少し変わったことがあれば」と食事面にフォーカスを絞ることに決めたようです．

2 計画プロセスへ移行する前に動機を充分に引き出す

この面談では，「引き出す」というプロセスは看護師20からです．どうして血糖管理が大事なのか？血糖管理はひとつの行動目標であって，人生のそのものの目的ではありません．「そもそも血糖管理があなたにとってどうして大事なのか？」という内的動機を引き出すように関わっています．すると，この男性にとって大事なことは「健康」．自分の上司が倒れたこともあり，この男性によっては「健康」は仕事をし続けるための，そして健康で仕事をすることは子どもたちへの愛情が背景にあることがみえてきました．健康で元気に仕事をすることは，3人の子どもに安心感を与えることにつながっていたのです．

この会話のように第3段階においてチェンジトークの背景にある価値観を患者さんと医療者が共有すると，その後の面談において再び，生活習慣の改善が滞った時に，この価値観が面談の戻る場所になります．「そもそもなぜ血糖管理が大事なのか？」という質問の答えである「内的動機」は行動変容のエンジンとなります．

それから，この面談ではチェンジトークやコミットメントを聞くと，そのまますぐに計画（プランニング）に入りたくなるのをちょっと我慢して，看護師は「もう少し詳しく教えてください」「あなたがしようとしていることはどんな効果がありそうですか？」という開かれた質問で本人の気持ちや考え，将来のメリットを引き出しています．動機づけ面接のメカニズムとして，自分の行動を自らの言葉で語ることで動機がさらに引き出されます．そして「あなたの取り組もうとしていることをもう少し教えて」という開かれた質問は，患者さん自身が自分の行動変容への計画を自分の言葉で語ることになり，行動変容への弾みとなります．

臨床家の 声 ⑦ どんなに短い面談でも動機づけの種はまかれ育つ！

今回登場するのは，新潟で産業医として活躍している三間先生です．先生は産業医としていくつもの企業の健康管理に携わり，人間ドックを含む健診業務で非常に多くの患者さんと接しています．産業医の面談は30分から1時間，そして人間ドックにおける健診事後指導の面談時間は5分から10分というお話でした．

三間先生はこの，5分から60分という面談時間の幅の中で動機づけ面接を取り入れています．ヘルスケアの面談時間が短いとMIはできないとか，MIは時間がかかるという意見は国内外の現場で頻繁に聞かれていますので，私は三間先生がどのようにMIをご自身の臨床に活用されているのかについて非常に興味がありました．

先生が何度も語られたことは「MIのスピリットは絶対に大事」ということでした．「スピリットが抜けちゃうと，間違い指摘反射を含むMI不一致という言動が出ちゃうので，あ〜っ！やっちゃったと思う」とのこと．先生はさらに，「特に時間がなくて，気ぜわしくて，さらに患者さんからも早くして，みたいな雰囲気にあおられちゃうときこそ，そうそう，時間がないときこそMIって思うよ」と，MIを臨床活用している他の臨床家と同様にスピリットの重要性を実感されていました．そして次のように続けました．

「不機嫌な人，イライラしている人，怒っている人，それぞれに理由があるんだと思う．ただ，自分の体調が悪かったり，気持ちの余裕がなかったりすると，相手の非言語的なメッセージに合わせて鏡のように対応してしまう．わぁ，なんか態度悪いなぁ，かかわりたくないなぁ，と思ったりすることもあるでしょ？　相手の不機嫌さや怒りに同調するように反応すると面談が硬直してしまう」

　そこで私が，どうやって面談を立て直すのかを尋ねると，
「そうだね．どうして怒っているのだろう，なんでイライラしているのだろう？　と相手に関心を寄せて会話を進めることかな．すると，徐々に相手の表情も態度も柔らかくなる．診察室から出て行くときの患者さんの表情が面談の最初とは大きく変わるんだよね」と三間先生．

　これを聞いて私は，非言語がコミュニケーションの大半を占めるということを再確認したのでした．相手がどんな状態でもフラットでいることは難しいことです，でも，「その人の今の感情の背景には，それなりの理由があるのかもしれない」，と思うことはできそうです．

　「自分の目の前に座る患者さんの多くは，すでに自分なりに取り組んでいて，中には悔しい思いをしている人もいる．だから，成果が出ていることやできていることを言語化して返し，何をしたいかという計画は患者さんから引き出すようにかかわっているんだよね．そうすると，一年に一度しか会わない僕との会話もちゃんと覚えてくれている．結果が顕れる途中の人もいるけど，禁煙や 10 kg の減量に成功してくる人もいる．どんなに短い面談でも敬意と思いやりを持って関心を寄せる．すると，動機づけの種がその人の中で蒔かれ，そして育っていくんだよね」と三間先生は締めくくりました．

　私たちは，日々，何人もの人と会話をしているものの，印象に残る会話というのは少ないかもしれません．本当に自分のことをわかってくれた，この人と会ってよかったと思う瞬間は少ないかもしれません．何時間話しても不全感を持つ方もいるでしょう．患者さんに限らず，人は面談の長さにかかわらず自分が受容された，という感覚が大事．目の前の人に受容されてはじめて動き出せる，ということをを改めて実感したのでした．

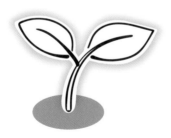

（お話を伺った方：労働衛生コンサルタント　産業医

動機づけ面接調査研究所　理事／ MINT メンバー　トレーナー　三間　聡　医師）

　この患者さんは通院歴が長いのですが，経過中に2度，それぞれ1年ずつの中断歴がある方です．後で尋ねたところ「HbA1cが6.5未満だからもういいだろう」「忙しいから」という理由で通院を中断したようでした．通院再開のきっかけは2回とも足の壊疽で慌てて受診したことでした．壊疽で気がついたときには血糖コントロールも非常に悪い状態でしたが，その後，足壊疽は2回とも無事完治し，ここ最近の5年間は定期的に通院を続けて血糖をコントロールしており，HbA1cも6.5未満でキープしています．糖尿病発症直後には，20 kgの減量に成功した経験があり，治療意欲の高い時期もありましたが，現在は網膜症が進み，左眼はほとんど見えず，また1年前には心筋梗塞で入院治療も受けています．

　この日の診察では血糖値が悪化したことを受けて，足の壊疽や眼底出血が続いた悪い状態だった頃を思い出したのでしょう．患者さんからは自己を卑下する言葉が多く発せられました．医師は，一貫して動機づけ面接で会話を続けています．会話の途中から，患者さんの自己卑下でネガティヴな発話が減り，前向きな良い方向へ変化しています．どのようなやりとりが発話の変化を促したのか見てみましょう．

面談ファイル7	
対象者	Jさん，44歳　男性 身長179 cm　体重106 kg　BMI 33.1 糖尿病罹病期間　17年　　心筋梗塞の既往有 HbA1c 7.1%　高血圧　脂質異常症 合併症の状況：増殖性網膜症（硝子体出血で手術の既往有）　腎症2期

医師1 ： こんにちは．雨の日にありがとうございます．寒いですが，どうですか？ `OQ 開かれた質問`

患者（Jさん）1 ： 悪いですか？

医師2 ： HbA1cは7.1%です．前は6.9%だったので少し上がり気味ですかね `P 情報提供：質問に答える形で情報提供` ．

患者2 ： やっぱりか．冬のアイスがおいしいんですよ．デブだから．

医師3 ： そうですか．

患者3 ： 7に上がっちゃったか．

医師4 ： 目標はもう少し低めを目指している… `CR 複雑な聞き返し：言外の気持ちを想像` ．

患者4 ： そう．前もHbA1cが7に入ったところからいろいろな悪循環が始まったから．眼だってあんまり見えなくなっちゃっているし，心筋梗塞もそうだし．7過ぎるとあっという間に9とか10とかなるんですよね `チェンジトーク 現状維持の不利益` ．

医師5 ： HbA1c 6%台をキープできればそういう問題は起きないかもしれないということは過去の経験からわかっている… `S 要約：本人の過去の経験を整理している` ．

患者5 ： そう，6くらいでキープできると良いんだけれど．俺はダメなんですよ．眼も何だかもうほとんど見えなくなっちゃって，心筋梗塞も起こしたっていうのに，ちょっと良くなると食べる方に流れちゃうんです `維持トーク：理由` ．

医師 6 ： 合併症が起きないよう，HbA1c 低くするよう，闘っているんですね A 是認：本人の意図や努力.

患者 6 ： やー，これもう，麻薬と同じですよね．テレビでやっているみたいに捕まるまでダメな生活を続けて．何か大きな，出血とかまた起きると逮捕されたみたいに目が覚めてまた頑張るってなる．

医師 7 ： 前の眼の出血のときも，心筋梗塞のときも，がんばって，一番悪い状態からは脱出して大事にはなっていない… A 是認：過去の本人の行動や努力.

患者 7 ： がんばりたいんですけどね．これ，薬で下げるとかの問題じゃないですよね．前もそうですが．俺がやろうと思えばできるってのはわかっているし．でもできない．ダメなんです 維持トーク：能力.

医師 8 ： 自分ががんばれる人間だということも知っているし，自分の力で血糖値を下げるやり方もわかっている．で，もう少しがんばりたい A：本人の性格や努力・能力＋CR：願望.

患者 8 ： またやらなきゃいけないんです．今度は透析ですかね．もう軽く始まっているし．奥さん食事頑張ってくれているんだけど，俺ができていないんですよ．頑張れない自分がもう嫌なんですよ．でもやる気が起きない チェンジトーク：理由＋維持トーク：能力.

医師 9 ： そうですね．透析のことが気になったり，協力してくれている奥様のためにもできれば頑張りたいなと考えている… SR 単純な聞き返し＋CR.

患者 9 ： そう，もう散々みんなに今まで迷惑かけてるから．奥さんもそうだけど，仕事も人事が，僕の目をあまり酷使しないでいい部署に配置転換してくれて．まわりの人も眼が見えにくいだろうって，机の位置まで変えて明るい席を用意してくれて．何かと面倒みてくれるんですよ．あとまぁ，両親とか，祖母ですよね 隠れたチェンジトーク.

医師 10 ： 会社のまわりの方たちに恵まれているんですね．あと，おばあさま… SR

患者 10 ： 俺，ばあちゃんに育てられているんですよ．小さいころ半年くらい入院したんですけど，そのときも親が仕事して忙しかったんで，ばあちゃんがずっと病院来てくれて．

医師 11 ： そうですか．今もお元気で．

患者 11 ： まぁまぁ．90 越えて一人で住んでいるんです．

医師 12 ： あーすごい 90 歳，ご長寿！　そうですかー．もう心配かけたくない… CR：願望.

患者 12 ： 前のときに本当に俺のことを心配して，孫っていったって 40 過ぎのいい大人ですよ．入院していたときに田舎からわざわざ出てきたんですよ．もう，そんなことさせられないなぁって チェンジトーク：理由.

医師 13 ： そうすると，ついつい楽な方へ流れてしまう自分がいる，一方で過去に減量したりコントロールを良くしたりした実績はあって，やり方はよくわかっている．頑張れる自分もある．今はこれ以上合併症を増やしたくないし，みんなにも迷惑をかけたくない，一番はおばあさまを大事に，がんばりたい…ということですね CR 両面をもった聞き返し＋S 要約.

患者 13 ： そうなんです．がんばらないと．HbA1c が今のうち チェンジトーク：理由.

医師 14 ： 具体的に言うとどんなことができればいいなと考えてます？ OQ

患者 14 ： んー．やっぱり体重がわかりやすいかな．体重が下がれば血糖値は良くなるし，体重減らすには食事とか運動とか必要になってきますよね 隠れたチェンジトーク ．

医師 15 ： 体重ですか．今より体重が減ったらどういう風に，いい感じになりますか？ SR＋ OQ：さらに引き出す

患者 15 ： 体重が減ったら…．まず着たい服が着られるようになりますね チェンジトーク：将来 のメリット ．

医師 16 ： サイズの問題ですか… SR ．

患者 16 ： いや，洋服をデザインから選べるようになるんです．僕も太って初めてわかったんですが，いいなと思う服は大きいのは売ってない．買うときにまずサイズを見て，その中から選ばないといけないからあまりないんです．

医師 17 ： そうか．やせたら格好よく決められる… CR ．

患者 17 ： そう，そう．

医師 18 ： ほかには？ OQ

患者 18 ： お金もかからないですよね．洋服はサイズが大きいと生地がたくさんいるから高いんです チェンジトーク：将来のメリット ．

医師 19 ： お金も少し貯まる．ほかにも？ SR＋OQ

患者 19 ： 動きが違いますね．すっすっと動けて頭の回転が速くなります チェンジトーク：能力 ．

医師 20 ： 身軽になる CR ．

患者 20 ： 楽しいです．ははっ．

医師 21 ： 血糖値も良くなって… CR：言外の思い ．

患者 21 ： もう透析とか，眼とか嫌ですからね．今の状態で目が落ち着いてくれれば仕事もできて御の字です チェンジトーク　将来のメリット ．

医師 22 ： じゃぁ，ちょっとやってみますか．

患者 22 ： はい．とにかく体に入るエネルギーを減らします．菓子パン一個でも減らせば血糖値すぐ下がります コミットメント：具体的な計画 ．

医師 23 ： はい．頑張ってください．

〜薬の処方，次回の予約をとって終了〜

是認はパワフル

　この患者さんは，長い間 HbA1c 6.5 未満をキープしていましたが，今回 7％台に上がってしまい「血糖値が上がったのはすべて自分の怠惰な生活習慣のせいだ，自分が全て悪い，もうだめだ，がんばりたいけれどがんばれない」と話していました．この患者さんのように，糖尿病という病気になったのも血糖コントロールが悪いのも自分に根性がないためだと考える方は多いと思います．医療従事者は，患者さんのそのつらい気持ちをいくらでも時間をかけて十分に聞くことが重要だと考える方も多いかもしれません．十分に時間をかけて聞くことはとても重要なことですが，MI ではそのなかで，相手の話しを傾聴しつつ，未来の良い結果へ向かうための会話を意図的に行います．

この面談では，医師は動機づけ面接のやり方に従い，まずは丁寧に聞き返しを繰り返し，患者さんの過去の取り組み，努力，行動や性格を是認をすることで会話をつないでいます．どんなに食べ過ぎていても，血糖値が悪くても，合併症が進んでいても，外来に来ているすべての患者さんはこれまでも何らかの努力をしており，そして今後も努力をするパワーを持っています．少なくとも受診日であるその日に治療を受けるために時間を調整してお金を使って病院に足を運んでいるのです．このことは「当たり前」のことではなく，患者さんのその労力は認められるものだと思います．

また，患者さんに限らず人は，自分がうまくいかないことやつらいことを聞いてほしい，と思うのと同時に「あなたはできていることがあるよ」と他者から認めてもらいたいという気持ちもあります．この「あなたはできていることがあるよ．あなたの努力知っているよ」という「是認」は患者さんが次の一歩を踏み出す時のパワーになります．

MINT メンバーの Moyers TB は，cheap（安い）な是認ではなく，expensive（高価）な是認に意味がある，と話していました．患者さんの言葉を受けて単なる「いいね」「すごいね」「やったね」「素晴らしい」は cheap な是認，患者さんのどの行動がなぜ貴重なのか具体的に表現できてこそ expensive な是認になります．

事例に戻ってみましょう．面談の初期には多少，自暴自棄の発話が続くのですが，以下の是認の後には，一貫してチェンジトークが語られています．

> **医師6** ： 合併症が起きないよう，HbA1c 低くするよう，闘っているんですね A　是認：本人の意図や努力．
>
> **医師7** ： 前の目の出血のときも，心筋梗塞のときもがんばって，一番悪い状態からは脱出して大事にはなっていない… A　是認：過去の本人の行動や努力．
>
> **医師8** ： 自分ががんばれる人間だということも知っているし，自分の力で血糖値を下げるやり方もわかっている．で，もう少しがんばりたい A　是認：本人の性格や努力・能力＋CR 複雑な聞き返し：願望．

そして小さい頃，お世話になり自分を大事にしてくれているおばあちゃんの話が患者さん本人から出てきたあたりから，この患者さんのチェンジトークに勢いがついている様子がわかります．

医師14からの後半は具体的に直近の目標を減量にフォーカスしています．家族に心配をかけたくない，このままではまずいという気持ちが湧きあがっているところで，減量によって得られるいろいろなメリットも確認しています．すると，医師が「どうします？」と尋ねる前に患者さん自身が計画をしています．やはり，是認はパワフル！ですね．

　20 年以上通院している方を元に作成した事例です．以前は教育入院も受けて HbA1c も良い状態に保てていましたが，70 歳を過ぎたころ認知症疑いと指摘されました．診察時に聞く話も，何をどれくらい食べているのか忘れてしまう，血糖測定もできず血糖管理もできない，ということがある一方で，記憶や判断がはっきりとしていることもあり，面談時の会話も，のらりくらりと言葉をかわされている感じで，認知症が進行しているからなのか治療への抵抗なのかが，よくわからない状態が続いていた方でした．

　「血糖値は気になる，そして，今よりも病気を悪くしたくない．できれば，進行を止めたい，でも少しでも自分の好きなものを食べたい，だからこそ定期的には病院に来る．そして検査をして数値を見る．少しでも良くなれば喜び，悪くなれば落ち込む．落ち込むものの，食べている内容を正直に医師に話すのは怒られるから怖い」

　このように思っている患者さんは多いと思います．

　私（村田）が MI と出会い，患者さんへの声がけに活用し始めたところ，この事例のように，本人の希望を正確に理解して治療が的確にできるようになりました．

面談ファイル 8	
対象者	Kさん，70 代女性　1 型糖尿病 身長 155 cm　体重 49.8 kg　BMI 20.7 食事療法 1,200 kcal/日 HbA1c 8.6　食後 2 時間血糖値 426 mg/dL 合併症：単純性網膜症 認知症疑いにて神経内科を併診 生活習慣の課題：間食が多い． Kさんを心配していつもご主人が付き添い，立ち会いでふたりで受診されている．

医師 1 ： こんにちは．暑い中ありがとうございますね．

患者（Kさん）1 ： （Kさんが医師に尋ねる）こんにちは．（検査結果）どうですか？

医師 2 ： （Kさんに）HbA1c は 8.9％です．この前と変わりないですね．

患者 2 ： （Kさんのご主人がKさんに向かって話す）あー，やっぱりあなた食べちゃってるかね．
　　　　（Kさん）うん．食べてるみたい．

医師 3 ： （Kさんに）そうですか．

患者 3 ： （Kさんのご主人が医師に）暑いんでね．結構アイスとかも食べているんですよ．
　　　　（Kさん）そうね，小っちゃいのね．
　　　　（Kさんのご主人が医師に）先生，血糖値はいくつですか？

医師 4 ： （Kさんに向かって）今日は血糖値 426 です．

患者 4 ： （Kさん）えー！　426 もあるんですか！　（Kさんがご主人に小声で）426 だって．嫌だ…

医師 5 ： （Kさんに向かって話す）思ったより高い…．

患者 5 ： （Kさん）やだ，やだ．これじゃまともに食べられない　チェンジトーク　現状維持の不利益．

医師 6 ： （血糖値が）高いと気をつけるんですね CR 複雑な聞き返し：言外の思いを想像 ．

患者 6 ： （Kさん）そうですよ．オチオチお肉も食べていられない．おいしくなくなっちゃう チェンジトーク 現状維持の不利益 ．

医師 7 ： そう．同じお肉でも血糖値が高いと思うと味わえなくなっちゃう… CR ．

患者 7 ： （Kさん）そう，食べる前に測って低ければ安心できておいしいの．

医師 8 ： そうなんだ．どのくらいの血糖値だったらいいのかなぁ．Kさんの血糖の目標は？ CQ 閉じた質問：チェンジトークを引き出す

患者 8 ： （Kさん）血糖値の目標は 200．

医師 9 ： えっ，200 ですか？

患者 9 ： （Kさんのご主人がKさんに話す）200 だと食べた後はもっと上がるよ．
（Kさん考えながら）そう．だから 200 だと高い…．（沈黙）

医師 10 ： （Kさんに質問する）どうして 200 ですか？ OQ 開かれた質問：理由を明確化

患者 10 ： （Kさん）低血糖になると嫌だから…．頭がグワーンとなる．危ないからね．自分で測って 100 台になると低血糖が怖い．だから甘いもの食べて 200 くらいにしておくの．

医師 11 ： そっか．低血糖は不愉快だし怖くて嫌… SR 単純な聞き返し＋CR ．

患者 11 ： （Kさん）そうなんです．

医師 12 ： 200 ならばまったく問題ない… CR：ちょっとだけ間違い指摘反射を意識して強めに聞き返している

患者 12 ： （Kさん）200 ならば低血糖はいい…．でも 200 じゃダメでしょ．食べるものをいろいろ考えなきゃいけない．お肉を食べたりしたら気が気じゃない．

医師 13 ： そう考えたら目標は 200 ではない SR ．

患者 13 ： （Kさんのご主人が医師に尋ねる）200 は低血糖ですか？ いくつが低血糖ですか？

医師 14 ： 低血糖というのは，普通は 70 より低いくらいですね P 情報提供：Kさんのご主人の質問に答える形 ．（Kさんに）それより高くても症状があれば低血糖です P：質問に答える ．

患者 14 ： （Kさん）そうなの？ 70 にはなったことはないわよね 自分の思う低血糖の値との違いを知る ．

医師 15 ： 何か低血糖と思うことは最近ありましたか？ CQ：患者さんが気にしている低血糖のことについて尋ねる

患者 15 ： （Kさん）ないわね．

医師 16 ： そうすると低血糖は怖くて嫌．一方で実際には低血糖は最近はなくて，食べる前の血糖値が低い方が食事をおいしく食べられる．そして何でもおいしく食べるためには，食べる前の血糖値がもう少し低いといいなぁと思う CR 両面をもった聞き返し＋S 要約 ．

患者 16 ： （Kさん）そうですね．

医師 17 ： 食べることが好きなんですね CR：パラグラフをつなげる ．

患者 17 ： （Kさん）そう．楽しみです．みんなで食べるとおいしいものね．

医師 18 ： ご家族でね．お嬢さんもお孫さんもみんなで CR：明確化 ．

患者 18 ： （Kさん）そう．でも測って高いと食べるときに孫までうるさいの．それ食べてもい

いの？　なんて．

医師 19 ： あらそうなんですか．せっかくのご飯が，けんかになっちゃう…　CR：状況の明確化．

患者 19 ： （Kさん）気が気でなくて，まずくなっちゃう．

医師 20 ： 血糖値はいくつくらいであればおいしく食べられますか？　CQ：患者さんから目標にしたい値について引き出す

患者 20 ： （Kさん）うーん．うーん．血糖値？

医師 21 ： 150 くらい？　（困っている様子なので，目安となりそうな値を提示してみた）

患者 21 ： （Kさんがご主人のほうに助け舟を求めている）それならいいかな．
（Kさんのご主人も考えて奥さんに向かってうなずく）そのくらいだね．

医師 22 ： （Kさんに）150 ですか．食べる前の血糖値が 150 くらいだとおいしく食べられるので，いいなぁと思う　CR：言外の思いを想像．

患者 22 ： 150 だね（Kさんが自分自身に言い聞かせるように言う）
（Kさんのご主人がKさんに心配そうにつぶやく）覚えていられるかな？　最近忘れっぽくなって何でも書いているんだよね．冷蔵庫とかに．

医師 23 ： （Kさんに向かって話す）いいですね．忘れても大丈夫なように書いておくのですね．

患者 23 ： （Kさんのご主人がKさんに提案する）テーブルのところに貼っておくかね．
（Kさんがご主人に向かってうなずく）うん．それいい．

医師 24 ： （Kさんに向かって話す）それで 150 くらいにまぁまぁなれたら，お孫さんとの食事ももっとおいしくなる．

患者 24 ： （Kさんがご主人を見上げる）うーん．まだ食べ過ぎているんだから．量がね．夕飯よね．
（Kさんのご主人がKさんに向かって）そうだね．甘いものもちょっと減らさないとね．
（Kさんがご主人に話す）そうだね．甘いのを食べると上がるよね．（二人でどうしたら良いか検討を始める）

医師 25 ： （二人に）具体的にどうしようかなと考えてくださっているんですね　CR．
テーブルに「目標を150」と書いて，夕飯の量と，甘いものの量を気をつける…．そうするとお孫さんも一緒に食べる食事を安心して食べられる　二人の会話を聞いて要約しつつさりげなくプランニングを提案．

患者 25 ： （二人でお互いにうなずく）そうだね．

医師 26 ： （Kさんに向かって）今日は一所懸命考えてくださってありがとうございました　A　是認．

患者 26 ： （Kさん）はい

〜薬の処方，次回の予約をとって終了〜

閉じた質問と単純な聞き返しのメリット

　医療者は，患者さんの高い血糖値を見るとつい，薬を追加しようかとか，食事面での問題点がないか，あったらそれを是正しなくては，そのためには？　とプランを具体的に決めたくなってしまいます．ここではご本人の希望や意思を尊重しながら，そばでアドバイスをしてくれるご主人がいらっしゃるという強みを活かして3人で話し，具体的な行動目標まで決めることができました．きっと，このご

夫婦はご自宅に帰り，冷蔵庫に「食前の血糖値を150」「夕飯の量と甘いものの量に気をつける」と書いて貼ったことでしょう．この面談では，終始，医師は聞き返しを使って，奥さんの思いに寄り添い，目標とする血糖値についても本人から引き出そうとしています．そして，低血糖の懸念を引き出したあとに，これまでの低血糖の経験についてさりげなく尋ねています．すると，最近は低血糖の症状をあまり感じたことがないことがわかりました．

ご高齢の方は医療者側からの開かれた質問について難しく感じて考え込んでしまうことが多いので，私（村田）はあえて閉じた質問，単純な聞き返しを使い，話が進むように気をつけています．

高齢者糖尿病については2017年診療ガイドラインが日本老年医学会・日本糖尿病学会より公開されました．血糖管理において，低血糖は認知症の進行との関連もあり，血糖値の目標設定は難しく個別対応の必要性が出ています．実際，糖尿病の罹病期間が長くなると，眼や腎臓などの合併症や循環器・整形外科・皮膚科・心療科・外科など他科との併診，薬の種類・量も増え治療が複雑化します．つまり患者さんの状態を正確に把握して，個人の希望を加味して治療方針を設定する必要があります．その際，患者さんと同じ目線に立ってコミュニケーションをとることができる動機づけ面接のスタイルがとても有効だと考えています．

事例9 　糖尿病による筋力低下を防ぐ

外来で患者さんを診ていると，本当に長いお付き合いになっている患者さんも少なくありません．そして，この事例や先の事例のように，お付き合いが長くなるにつれてご夫婦で受診されるケースも多くなります．事例8では奥さんを心配してご主人が一緒に受診してくださっているのですが，事例9では奥さんがご主人を心配していることから面談がスタートしています．この奥さんは，ご主人があまり外に出たがらず，自宅で過ごす時間が長いことを心配しています．運動はインスリンの働きを改善し，血糖値を下げ，血液循環の改善，体温の維持，良い睡眠に加えて，気持ちの面でのメリットももたらします．

さて，医師は奥さんがご主人を心配する気持ちを受け取って，患者さん本人との会話をスタートします．どのような会話になるでしょう？

面談ファイル9	
対象者	Nさん，70代男性　　妻と一緒に来院 身長162cm　60.8kg　BMI 23.2 空腹時血糖値111mg/dL　HbA1c 6.1% 脳梗塞の既往有り．軽度認知症の診断で，神経内科と併診 Bさんの奥様から「家に閉じこもって外に出ない．運動をしてほしい．運動できないと血糖値だけでなく，認知症が進み，フレイルが進むのではないかと心配している」との相談があった．

医師1 ： 奥様はご主人のこと心配なさっていて，家にこもって寝ていることが多いのが心配だそうですが．どうですか？ OQ 開かれた質問：現状の把握をしようとしている

患者（Nさん）1 ： いやいや起きていますよ．

医師2 ： 家の中では何かしらいろいろ動いている… CR 複雑な聞き返し：状況の明確化

患者2 ： 家では座ってじっとしていることが多いですね．時々こっくりと寝ることはありますが，たまに買い物へは行きます．

医師3 ： そうすると家の中では座っていることが多い，買い物へは行く SR 単純な聞き返し．

患者3 ： そう．ジムは週に1回は行きます．

医師4 ： おー，ジムで運動をなさっているんですね．歩いたり… CR．

患者4 ： 歩いたり，少しマシーンやったり．

医師5 ： 歩いたり，少しマシーンやったり1時間くらい… SR＋運動時間をさりげなく仮説検証．

患者5 ： そうですね，1時間くらいはやります．

医師6 ： そんなにいろいろするんですね．素晴らしい．運動するとどうですか？　何か変わることは？ A 是認＋OQ

患者6 ： 足がむくむんですよ．

医師7 ： 運動するとむくむ？ CQ 閉じた質問

患者7 ： いや，運動しないとむくむんです．

医師8 ： 運動すると足のむくみが良くなるので運動したい…．他にもいいことありますか？ CR＋OQ

患者8 ： 最初歩きにくいけれど，歩き続けるとなめらかになりますね．

医師9 ： 動き出しはからだが硬いけれど，動かしていると滑らかに動く… CR：運動のメリットを言語化．

患者9 ： そうそう．血液が流れる．

医師10 ： いろいろいい感じですね…．

患者10 ： そうですね．運動はいいですよね．

医師11 ： 買い物とかジムとかもう十分な感じ… CR：ちょっとだけ間違い指摘反射を意識して強めに聞き返している

患者11 ： (Nさんの奥様) 週に1回じゃ足りないですよね（奥さんから： すかさず「運動が足りない」という間違い指摘反射）．

医師12 ： (本人に) どのくらい，どんな運動をするのか，Nさんがこれならいいな，と思う範囲で決めていいと思いますが，どうですか？（奥さんの間違い指摘反射には反応せずに，ご主人の自律を尊重）

患者12 ： いや，足りてはいないな…．

医師13 ： 足りないというと？（どういうことですか） OQ

患者13 ： まぁ寝たきりになることはないだろうけど（十分な運動量ではないかもしれない）．

医師14 ： 自分の足で滑らかに動いていたい… CR：本人の願望を明確化．先を促している．

患者14 ： そうだね．自分でできなくなるのは嫌だね チェンジトーク：将来の不利益．

（奥様）ジムの回数を増やせばいいのよ MI不一致：間違い指摘反射．

（本人が奥様に）ジムは週1回行っているからいいんだよ．増やしたくないよ 奥さんの

156

医師 15： （本人に）ジムは週１回に決めている．ジムではなく，何か自分の好きな動き方をしたい… CR：感情面，ご主人の自己決定を促す．

患者 15： 歩くのはいいんです．歩くのなら，いつものところ．

医師 16： 歩いているのですね SR．

患者 16： 神社のところまでならたまに行くこともあるんだな

医師 17： 神社いいですね．風情があって．

患者 17： 神社くらいならもう少し行けるかな チェンジトーク：能力．

医師 18： やれそうな，プラスαの運動ですか… CR．

患者 18： そう，血糖値も良くなるよね チェンジトーク：将来のメリット．

医師 19： おー，運動でいいことですね．考えてくださったのですね A 是認．

患者 19： 神社までだな コミットメント．

医師 20： はい．ちょっと歩いてみてください．

患者 20： はい．

■ 患者さん自らが計画することが継続へ

　最近，糖尿病とフレイル・サルコペニアの問題が注目されています．この患者さんに正確な情報提供をしようとすると，有酸素運動・筋トレ・ストレッチにそれぞれについて話すことになるでしょう．しかし，この患者さんの場合，家に引きこもりがちという奥さんの話しを参考に理想的な運動の組み立てにはこだわらずに，本人ができそうな運動をみつけてプランニングすることを目標に面談を進めました．途中，奥さんからの愛のムチともいえそうな手厳しいコメントが入りますが，奥さんのコメントには反応せずに「本人がやれそうだと考えるプラン」を丁寧に引き出すことに成功しています．

　この事例のように，医療従事者があれこれ頑張って考えるより，本人が考えるのが一番です．そして動機づけ面接を使うことで，本人しか知らない「神社」などの言葉が出てきて，具体的なプランニングまで発展しました．この方も先の事例8の方と同様に認知症が始まっていましたが，実現可能なプランニングを本人から引き出すことができました．

　この事例には後日談があります．１カ月後，ジムに行く以外の日は神社までは歩くようになりました．しかしながら奥様は「ジムの回数を増やしてほしい」とおっしゃいます．歩くだけの運動でなくジムの方が有酸素運動・筋トレ・ストレッチと総合的にできるからとのことです．ご本人もそれはわかっているけれどジムは増やしたくないとのことでした．これは「ジムに行く回数を増やしたいけど増やしたくない」という両価的な状態なので，動機づけ面接で面談を行いました．まずは，なぜジムに行く回数を増やしたくないのかその理由を正確に理解することにしました．すると「ジムの契約は月に何回までと決まっていて，その回数を超えると受付で手続きをしないといけない．本当はジムにもっと行きたいのだけれど，この手続きをするのがよくわからないので週１回以上行きたくない」ことがわかりました．その日はそのままお帰りいただきましたが，私（村田）と話したことがきっかけで，ご本人が奥様に頼んでジムの手続きをしてもらい，月に何回でも使ってよい契約に変更ができました．その手続きのかいもあり，現在は２日に１回ジムに通うようになり，動きも徐々にスムーズになっていきました．

　この患者さんは，徐々に認知症が進行しており自分でできないことがいろいろと増えてきていました．

そして，自分ができないことについて話すのをためらっていたのでしょう．そのような中でも，面談を通して「もっと運動をしたい」という気持ちが引き出され，その障害に気づき，そして「ジムでの契約を変更する」ことで運動が実施できる，ということが明らかになりました．運動実施の障害とその解決法までを引き出すことができた事例でした．MI を臨床で活用して良かった，と私が心から思えた事例です．

臨床家の声 ⑧ 患者中心の医療を志す仲間とともにあゆむ

　　キイロボン（黄色本）という愛称で呼ばれている『医療スタッフのための　動機づけ面接法逆引き MI 学習帳』（医歯薬出版）が刊行されたのは 2016 年の 9 月．

　「北田先生，この本，患者さんと一緒に読んだんですよ．食べたいけど糖尿病もよくしたいとか，運動したくないけど体重減らしたいとか．こういう悩みって○○さんだけじゃないんだよ，と患者さんと話したんです．迷うこと（両価性）が当たり前だって思うだけで，患者さんは楽になるみたいです」と糖尿病療養指導士の森山さん．

　出版されて間もなく森山さんが本当に嬉しそうに話してくださったのを今でも覚えています．

　あれから 4 年．第 2 弾となる本を書こうと私が思ったのは，森山さんをはじめとする糖尿病治療に携わる多くの臨床家との出会いがきっかけでした．なかでも大きな影響を受けたのは「日本糖尿病医療学」と「日本臨床コーチング」という学会への参加と臨床家のみなさんとの出会いでした．日本糖尿病医療学という学会は特徴的な形式を取っており，症例検討を中心に組み立てられています．症例報告と併せて自分がどのようにその患者さんとかかわってきたかを報告します．ひとりの患者さんとの 10 年を超えるかかわりを報告する方もいて，勉強になるのと同時に，発表を聞いているだけで感動して胸が熱くなることもありました．

　森山さんは看護師，糖尿病療養指導士として患者さんへの療養指導とケア，病院内外で若手看護師への教育，フットケアの専門家としての講演や指導，北海道における糖尿病医療学学会の企画運営，そして日本臨床コーチングの監事といくつものわらじを履いて活躍しています．非常に多忙な森山さんですが，私がお会いするといつも，患者さんとのかかわり，看護師としてのキャリアデザインについての考えなど，示唆に富んだ話を聞かせてくれます．

　森山さんは，患者さんとの面談やかかわりを振り返りながら「私，患者さんの心に寄り添っていたかしら．心の声を聞いていたかしら？」といつも自問自答しながら，私に話す姿が印象的です．「患者さんって本当に一人ひとり考え方も感じ方もライフスタイルも違う．自分で針を扱うのが嫌で毎週 1 回，病院に来る人もいる．面倒じゃないのかなぁと思うんだけどね．患者さんにしかわからない思いがある」そして，「糖尿病は誰かが支えていくことが大事」「私たち看護師が患者さんのためにできることはもっとあるはず」が森山さんの口癖です．

　そんな森山さんの周囲には若手からベテランまで，看護師さんを中心に医師，薬剤師，管理栄養士と多くの臨床家が集まります．糖尿病の療養支援においては，多職種連携がとても大きな役割を果たします．森山さんは，患者さん一人ひとりに関心を寄せるように，セミナーや研修会に参加する臨床家との出会いを大事にしており，参加者一人ひとりに声をかけ，挨拶をし，足を運んでくれたことへの感謝の言葉を添えています．

私は，森山さんをはじめとした多くの臨床家の皆さんとの出会いを通して，患者さんが糖尿病の療養生活を継続するためには，病気の存在を否定し続ける「病気と闘う」という視点から，「病気と共に生きていく」にシフトするのが療養生活を安定させるポイントなのだとはっきり認識しました．病気を受け入れて日々の生活を少しずつ変えていく．そして，その患者さんを支援するのが一人ひとりの臨床家であり，チームであり，医療・地域連携だと．森山さんの言動と活動から，「患者中心の医療」を提供するうえでも，チーム医療や医療連携を機能させるうえでも，大事なことは，お互いを尊重するパートナーシップ．このパートナーシップにより構築されたネットワークがあるからこそ，患者さんは安心して病気を受容し療養生活を継続し続けることができるのだと思いました．

（お話をうかがった方：天使病院　看護師・日本糖尿病療養指導士　森山由希子さん）

参考文献・図書

1) Apodaca TR & Longabaugh R (2009). Mechanisms of change in motivational interviewing: a review and preliminary evaluation of the evidence. Addiction,104 (5) : 705-15.

2) Antoine B Douaihy, Thomas M Kelly, Melanie A Gold (2014). Motivational Interviewing : A Guide for Medical Trainees. Oxford University Press.

3) Argyle M (1988). Bodily Communication, 2nd ed. New York, NY : Methuen.

4) Eaton EM, Magill M, Capone C, et al. (2018). Mechanisms of Behavior Change Within Peer-Implemented Alcohol Interventions. J stud Alcohol Drugs, 79 (2) : 208-16.

5) Ernst D (2017). Motivational interviewing, Tokyo JAPAN presentation.

6) Elwyn G, Dehlendorf C, Epstein RM et al (2014). Shared Decision Making and Motivational Interviewing: Achieving Patient-Centered Care Across the Spectrum of Health Care Problems. Ann Fam Med, 12(3) : 270-275.

7) Glynn LH & Moyers TB (2010). Chasing change talk: the clinician's role in evoking client language about change. J Subst Abuse Treat, 39 (1) : 65-70.

8) Houck JM & Moyers TB (2015). Within-session communication patterns predict alcohol treatment outcomes. Drug Alcohol Depend, 157 : 205-9.

9) Laws MB, Magill M, Mastroleo NR, Gamarel KE, Howe CJ, Walthers J, Monti PM, Souza T, Wilson IB, Rose GS, Kahler CW (2018). A sequential analysis of motivational interviewing technical skills and client responses. J Subst Abuse Treat, 92 : 27-34.

10) Levounis P, Arnaout B, Marienfeld C (2017). Motivational Interviewing for Clinical Practice 1 st ed., Amer Psychiatric Pub.

11) Magill M, Gaume J, Apodaca TR, Walthers J, Mastroleo NR, Borsari B, Longabaugh R (2014). The technical hypothesis of motivational interviewing: a meta-analysis of MI's key causal model. J Consult Clin Psychol, 82 (6) : 973-83.

12) Mason P & Butler CC (2010). Health behavior change. A guide for practitioners. (2nd ed.), Churchill Livingstone.

13) Miller WR & Rollnick S (1991). Motivational interviewing : Preparing people to change addictive behavior. New York : Guilford Press.

14) Miller WR & Rollnick S (2002). Motivational interviewing: Preparing people for change. (2 nd ed.), New York : Guilford Press.

15) Miller WR (2004). Toward a Theory of Motivational Interviewing, MINT forum presentation.

16) Miller WR & Rose GS (2009). Toward a Theory of Motivational Interviewing. Am Psychol, 64 (6) : 527-37.

17) Miller WR & Rollnick S (2012). Motivational interviewing: Helping people change (3 nd ed.), New York : Guilford Press.

18) Miller WR (2013). Motivational interviewing WS, Nagoya JAPAN presentation.

19) Miller WR & Rose GS (2015). Motivational Interviewing and Decisional Balance : Contrasting Responses to Client Ambivalence. Behavioral and Cognitive Psychotherapy, 43 : 129-141.

20) Moyers TB (2004). History and Happenstance: How Motivational Interviewing Got Its Start. Journal of Cognitive Psychotherapy, 18 (4) : 291-98.

21) Moyers TB & Miller WR (2012). Is Low Therapist Empathy Toxic? Psychology of Addictive Behaviors. Advance online publication. doi : 10.1037/a00370274.

22) Moyers TB (2013). MI is simple but not easy : What we know about how motivational interviewing

works, NIKMI presentation.

23） Moyers TB, Manuel JK, Ernst D（2015）. Motivational Interviewing Treatment Integrity Coding Manual 4.2.1. https://casaa.unm.edu/download/miti4_2.pdf

24） Moyers TB, Houck J, Rice SL, Longabaugh R, Miller WR（2016）. Therapist Empathy, Combined Behavioral Intervention and Alcohol Outcomes in the COMBINE Research Project. J Consult Clin Psychol, 84（3）: 221-9.

25） Moyers TB（2018）. Workshop in Motivational interviewing. Tokyo JAPAN, presentation.

26） Pace BT, Dembe A, Soma CS, Baldwin SA, Atkins DC & Imel ZE（2017）. A multivariate meta-analysis of motivational interviewing process and outcome. Psychology of Addictive Behaviors, 31（5）, 524-33.

27） Rosengren DB（2017）. Building Motivational interviewing Skills, 2 nd ed. : A practitioner workbook New York : Guilford Press.

28） Rollnick S, Mason P & Butler C（1999）. Health behavior change : A guide for practitioners. New York : Churchill Livingstone.

29） Rollnick S, Miller WR, & Butler CC（2008）. Motivational interviewing in Health Care. Helping patients change behavior. New York : Guilford Press

30） Steinberg MP & Miller WR（2015）. Motivational interviewing in Diabetes care. New York : Guilford Press.

31） Sylvie N & Steven AS（2017）. Motivational Interviewing and CBT : Combining Strategies for Maximum Effectiveness. New York : Guilford Press.

32） Rosengren DB, 原井宏明, 岡嶋美代, 山田英治, 望月美智子訳（2013）. 動機づけ面接を身につける　一人でもできるエクササイズ集. 東京. 星和書店.

33） 原井宏明（2012）. 方法としての動機づけ面接　面接によって人と関わるすべての人のために. 東京. 岩崎学術出版社.

34） Miller WR, Rollnick, S 著／原井宏明, 岡嶋美代, 山田英治, 黒澤麻美訳（2019）. 動機づけ面接第 3 版（上）（下）. 東京. 星和書店

35） アーコウィッツ H, ウェスラ HA, ミラー WR, ロルニック S 著／後藤恵訳（2016）. 動機づけ面接法の適用を拡大する　心理的問題と精神疾患への臨床適用. 東京. 星和書店.

36） ロルニック S, メイソン P, バトラー C 著／地域医療振興協会　公衆衛生委員会　PMPC 研究グループ. 中村正和監訳代表（2001）. 健康行動のための行動変容　保健医療従事者のためのガイド. 法研出版.

37） エドワード・LD, リチャード・F 著／桜井茂男監訳（1999）. 人を伸ばす力　内発と自律のすすめ. 新曜社.

38） 中山健夫（2018）. エビデンスに基づくリスク・ベネフィットのコミュニケーション：SDM（共有意思決定に向けて）. 薬学雑誌, 138(3). 331-334.

39） 西垣悦代, 堀 正, 原口佳典編著（2015）. コーチング心理学概論. ナカニシヤ出版.

40） Rollnick S, Miller WR, & Butler CC 著／後藤恵監訳（2010）. 動機づけ面接法　実践入門 「あらゆる医療現場で応用するために」. 星和書店.

最後に　むらたの独りごと

　はじめて受けた動機づけ面接のワークショップは衝撃だった．不愉快だった．「これだ！」という心地よさはゼロで，「人の心を軽んじているんじゃないか」「こんなものに簡単に行動を変えられたくない」「患者教育論は豊富な経験に基づくべきだ」などとモヤモヤが駆け巡った．

　「絶対にこうしなければいけないという治療法はない．百人医者がいれば一人の患者に対して百通りの治療法がありうる．そのどれもが正解である可能性がある」とは，恩師松岡健平先生の言葉である．患者さんの生活を中心に柔軟な治療法を考えることを叩き込まれ，ひとりひとりを大切に治療する医者になりたいと努力してきた．動機づけ面接などという，画一的というか，メソッド化されたというか，そんな単純なやり方で患者さんに接するなど無知もいいところだ，と思った．
　一方で動機づけ面接を受けて行動を変えようとしている自分も認めざるを得なかった．はじめて得た感覚で，良いのか悪いのか判断できなかったが，とても魅かれた．一緒に勉強しようという仲間にも恵まれていた．面談でいったい何が起きているのか，その詳細を知りたくて毎回勉強会に足を運び，次第にスキルが身についていった．

　私の場合初めは禁煙治療であったが，臨床の現場でMIを活用すると壁にぶつかる．スキルだけではうまくいかない．スピリットやプロセスといったMIの基本要素も実践しないと患者さんが離れていく．MIスピリットは患者さんに呈示してこそ協働関係が成立し，行動変容の土壌ができる．アトランタで受けたMINT（Motivational Interviewing Network of Trainers）のTNT（Training New Trainers）ではお互いへの尊重に溢れ，本音で話しても安全な場が実現されていた．恥ずかしながら，MIスピリットこそが患者さんとの良い治療関係を構築する柱なのだと，私が本当の意味で呑み込めたのはそのときがはじめてだった．

　患者さんが自身について深く話してくれることが多くなった．長く通院している患者さんたちとは寿命や残りの人生，家族といった重めのテーマについても会話する機会が増えている．もしも会話に分岐点のようなものがあるとすれば，「一人一人の患者さんを尊重する」とは，来た道も，進むべき分かれ道のどちらも，すべて丸ごと受け入れることだろう．一人の患者さんに百通り，に近づけているのだろうか．私は，動機づけ面接を信じるようになった．

2020年5月吉日

村田　千里

～「おまけ」と「おわりに」～

　私と村田先生がこの本を書き始めてから4年の月日が経ちました．この間，村田先生は老眼鏡が手放せなくなり，わたしは，老眼鏡が必要となりました．こうして「おわりに」を書きながら，ようやくゴールが見えたと思い安堵しています．

　最後を締めくくる前に「おまけ」としてこの本の要約をお届けします．「キイロボン」という愛称で親しまれている第一弾の本との違いをちょっとだけ考えながらお読みください．

　まず，序章ではMIの誕生からこれまでの歴史的な変遷，臨床家がMIを学ぶメリットについて，動機づけ面接の第3版（MI-3　2012）以降の情報や論文，動機づけ面接治療整合性尺度（MITI4.2）などの情報を紹介しています．第一部のケースおよび第二部の事例の臨床家の発話への説明は全てMITI4.2を参考にしました．

　次に，第1章ではMIの土台となるマインドセットから，面談の4つのプロセスと戦略的スキルまで，MI全体像がわかるようにしました．こちらもケースを基に具体的な会話例があります．あまり，時間がない方は序章と第1章を読むだけでもMIの主要なエッセンスに触れることができると思います．今回は特に「引き出す」プロセスの役割と重要性について解説しました．

　3つめは，第2章から第5章までは，面談の4つのプロセスをプロセス毎に情報を整理しました．ここでは，MI-3に準拠しつつ，『Motivational Interviewing in Diabetes Care（2015）』，そして2013年以降の国内外のワークショップの資料を参考にしました．

　4つめは，第2部の9つの事例において，臨床家の言動とそれに対応した患者さんの発話の関連性がわかるように解説を入れました．ここでは，村田先生ご自身の面談をもとに作成された3つの事例があります．先生の思いやりあふれる穏やかな患者さんとかかわりが伝わってくると思います．そして，第二部を構成する各章は，治療開始から継続という流れの中でそれぞれの課題を取り上げました．患者さんの気持ちのみならず，臨床家の気持ちも想像しながら面談を読み進めることができると思います．

　5つめは，コラムは最新の情報を中心にMIの理解を助ける情報をコンパクトにまとめました．そして，MIを臨床に活用している先生方の体験談を「臨床家の声」として紹介しています．このコラムと臨床家の声を読むだけでも楽しめるかもしれません．

* * * * * * *

　本書では，事例作成の過程において，事例1では土井たかし医師に，フットケアの事例では森山由希子氏にもご意見をいただきました．お二人のおかげで面談における専門家の発話がより現実味を帯びました．ここに感謝申し上げます．

　MIの歴史的な背景および第一部の内容については原井宏明医師（原井クリニック・（株）原井コンサルティング＆トレーニング）にご校閲をいただきました．先生のおかげでミラーとロルニックの2人がどのようにMIを発展させてきたのか，MIの魅力と醍醐味を書くことができたと思います．ここに感謝申し上げます．

　途中で何度も，最後まで書けないかもしれない，と思ったとき，動機づけ面接調査研究所（通称：ラボ）の理事の先生方（臨床家の声に登場），札幌をはじめ日本各地でMIを共に学ぶ仲間の顔が，糖尿病治療の現場で活躍する臨床家の皆さんの顔が浮かびました．本書を心待ちにしてくださっている多くの先生方からの励ましの声は，最後まで私を支えてくれました．「臨床家の声」に登場してくださった

先生方には心から感謝申し上げます．先生方とのインタビューによって私は新しい視点と共に MI の可能性を実感できました．

辛抱強く原稿の完成を待ってくださり，丁寧に編集してくださった医歯薬出版の編集者の皆さんに心から感謝しています．

そして，改めて共著の村田先生に感謝申し上げます．先生には医療面談にかかわる事例のすべてを第一部から第二部までご監修いただきました．さらに，事例1から6までは一から作成しましたので，先生には何度もご意見をいただき，加筆修正を繰り返しました．先生は MI トレーナーとしての経験も豊富なので，事例作成には非常に時間を要したものの，臨床家の発話を作り込む過程において学ぶことが多く，とても楽しい時間でした．先生のおかげでどの事例も臨場感が増し，臨床家の発話にも奥行きが出ました．そして，何より先生には，私が書けなくなり，自信を失いそうになる度に何度も助けていただきました．本当にありがとうございました．

最後に数年前とは異なり，ここ数年は動機づけ面接に関する書籍も増えてきた中で，本書を手に取ってくださった皆さまに感謝申し上げます．この本を読んでくださった方々が，患者さんや目の前の人にとって，専門家でありつつ共にゴールへ向かうパートナーのような存在として，活躍されることを願い，結びといたします．

2020 年 5 月　吉日

北田　雅子

【著者プロフィール】

北田 雅子 Prof. Ph.D.
（きた　だ　まさ　こ）

　札幌学院大学　教授
　動機づけ面接調査研究所（ラボ）　代表
　動機づけ面接国際ネットワーク　MINT メンバー
　2013 年　ポーランド　クラコフ　TNT（トレーナー研修）修了

＊対人援助職のストレスマネージメントと動機づけ面接との関係について研究中．2013 年から Lab. の代表として他職種多領域の専門家との協働により，多くの臨床現場に MI を適用するためのプログラムを開発し提供している．
全国各地で開催される研修会や講演会の講師を務める．
『医療スタッフのための　動機づけ面接法　逆引き MI 学習帳』（医歯薬出版，2016 年）の著者．
動機づけ面接調査研究所　https://motivationallab.jimdofree.com/

村田 千里 M.D., Ph.D.
（むら　た　ち　さと）

　（株)野村総合研究所 統括産業医　労働衛生コンサルタント
　東京都済生会中央病院 糖尿病・内分泌内科
　動機づけ面接調査研究所　理事
　動機づけ面接国際ネットワーク　MINT メンバー
　2014 年　アメリカ　アトランタ　TNT（トレーナー研修）修了
　丸の内 MI コミュニティ（MMiC）代表．

＊糖尿病および禁煙治療における動機づけ面接の研修会・講演を全国各地で実施．
日本糖尿病医療学学会主催動機づけ面接講座にトレーナーとして携わる．
2014 年よりラボの理事として，臨床家のためのワークショップのコンテンツならびに面談スキルのプロトコールの開発に関与．

医療スタッフのための
動機づけ面接2
糖尿病などの生活習慣病における MI 実践

ISBN978-4-263-23740-3

2020 年 5 月 25 日　第 1 版第 1 刷発行
2023 年 3 月 10 日　第 1 版第 2 刷発行

著　者　北　田　雅　子

　　　　村　田　千　里

発行者　白　石　泰　夫

発行所　医歯薬出版株式会社

〒113-8612　東京都文京区本駒込 1-7-10
TEL.　(03)5395-7618(編集)・7616(販売)
FAX.　(03)5395-7609(編集)・8563(販売)
https://www.ishiyaku.co.jp/
郵便振替番号 00190-5-13816

乱丁，落丁の際はお取り替えいたします　　　　印刷・あづま堂印刷／製本・愛千製本
© Ishiyaku Publishers, Inc., 2020. Printed in Japan